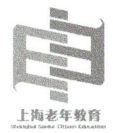

上海市老年教育普及教材

上海市学习型社会建设与终身教育促进委员会办公室

老年人的"万一"

为老服务篇

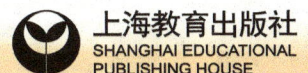
上海教育出版社
SHANGHAI EDUCATIONAL
PUBLISHING HOUSE

上海市老年教育普及教材编写委员会

顾　　问： 袁　雯
主　　任： 李骏修
副 主 任： 俞恭庆　刘煜海　庄　俭　陈跃斌
委　　员： 夏　瑛　符湘林　王蒔骏　李学红
　　　　　　 沈　韬　曹　珺　吴　强　熊仿杰
　　　　　　 阮兴树　郭伯农　包南麟　朱明德
　　　　　　 李亦中　张主方

本书编写组

主　　编： 谢　晶　　李中华　　门　浩
　　　　　　李　庆　　汪　鑫
漫画设计： 顾鼎夫　　蔡春光　　沈筱旻
　　　　　　毛明珠　　李壮壮　　谢　晶
指　　导： 叶慧茵

合作机构

上海飞果信息技术有限公司

丛书策划

朱岳桢　　杜道灿

前　言

根据上海市老年教育"十二五规划"提出的实施"个、十、百、千、万"发展计划中"编写100本老年教育教材，丰富老年学习资源，建设一批适合老年学习者需求的教材和课程"的要求，在上海市学习型社会建设与终身教育促进委员会办公室、上海市老年教育工作小组办公室和上海市教委终身教育处的指导下，由上海市老年教育教材研发中心会同有关老年教育单位和专家共同研发的"上海市老年教育普及教材"，共100本正式出版了。

此次出版"上海市老年教育普及教材"的宗旨是编写一批能体现上海水平的、具有一定规范性及示范性的老年教材；建设一批可供老年学校选用的教学资源；完成一批满足老年人不同层次需求的、适合老年人学习的、为老年人服务的快乐学习读本。

"上海市老年教育普及教材"的定位主要是面向街（镇）及以下老年学校，适当兼顾市、区老年大学的教学需求，力求普及与提高相结合，以普及为主；通用性与专门化相兼顾，以通用性为主。编写市级普及教材主要用于改善街镇、居村委老年学校缺少适宜教材的实际状况。

"上海市老年教育普及教材"在内容和体例上尽量根据老年人学习的特点进行编排，在知识内容融炼的前提下，强调基础、实用、前沿；语言简明扼要、通俗易懂，使老年学员看得懂、学得会、用得上。教材分为三个大类：做身心健康的老年人；做幸福和谐的老年人；做时尚能干的老年人。每个大类包含若干教材系列，如"老年人万一系列""中医与养生系列""孙辈亲子系列""老年人心灵手巧系列""老年人玩转信息技术系列"等。

"上海市老年教育普及教材"在表现形式上，充分利用现代信息技术和多媒体教学手段，倡导多元化教与学的方式，创新"纸质书、电子书、计算机网上课堂和无线终端移动课堂"四位一体的老年教育资源。在已经开通的"上海老年教育"App上，老年人可以免费下载所有教材的电子版，免费浏览所有多媒体课件；上海老年教育官方微信公众号"指尖上的老年学习"也已正式运营，并将在2015年年底推出"老年微学课堂"，届时我们的老年朋友可以在微信上"看书""听书""学课件"。

"上海市老年教育普及教材"编写工作还处于起步阶段，希望各级老年学校、老年学员和广大读者提出宝贵意见。

上海市老年教育普及教材编写委员会

2015年6月

编者的话

俗话说得好：不怕一万就怕万一。随着年龄日渐增长，老年朋友们，尤其子女不在身边的老人们在生活中会遇到形形色色的生活服务问题，比如一些老年朋友需要居家养老、陪同就诊、社区送餐服务等，但却不知道该怎么办。实际上，我们国家为老年人提供了一系列优惠政策，但很多人却不知道这些政策的申请条件和申请步骤。

那么，万一我们需要帮助，要享受这些优惠政策的时候，该怎么申请呢？掌握简单的小常识，能够让我们遇到万一时沉着冷静地处理；儿童有十万个为什么，我们老年朋友就不能有一万个万一吗？

在针对老年朋友遇到突发情况编写的三本知识书《健康篇》《安全篇》《生活篇》出版之后，万教授再次出山，帮助老人用相关的基础知识武装自己、保护自己；让每个老人在突发事件的第一时间采取正确的应对方式维护自己的合法权益。

万教授教咱们老年朋友掌握最简单的小知识；在需要享受国家的优惠政策时，能够清楚地知道自己是否符合条件，应该如何申请。

"万一"系列编写团队在教材编写过程中可能还有不足的地方，我们将继续学习并为老人们提供更好更实用的学习内容。

特此感谢叶慧茵院长对《为老服务篇》编写的指导。

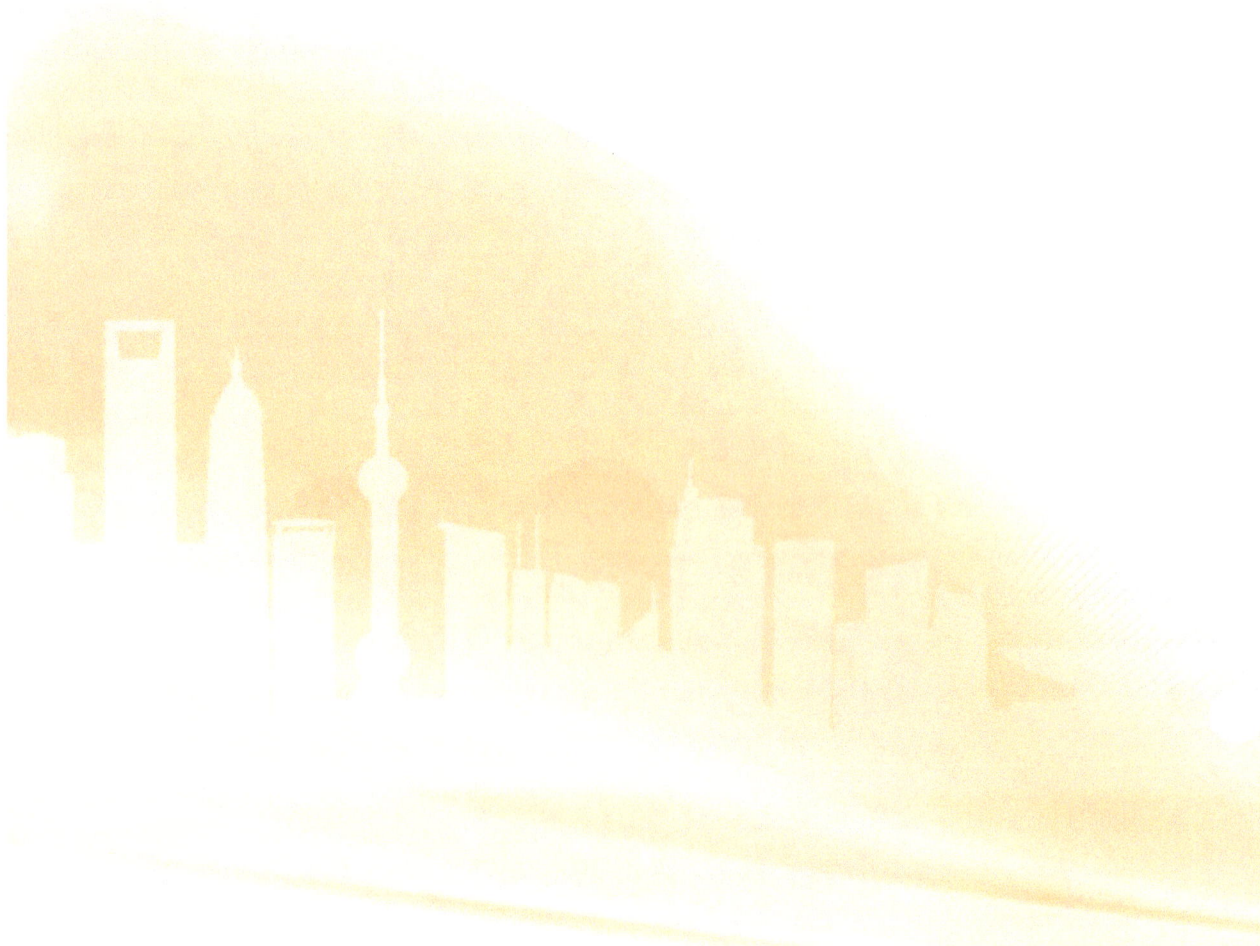

目 录

第一节　万一李阿姨想申请因病支出型贫困家庭生活救助，怎么办？　/1

第二节　万一张伯伯支外退休回沪定居，怎么办？　/6

第三节　万一高级技师李伯伯到退休年龄想申请延迟退休，怎么办？　/11

第四节　万一王阿姨没有参加任何养老保险却想享受养老待遇，怎么办？　/16

第五节　万一王阿姨需要生活护理，怎么办？　/21

第六节　万一李阿姨需要居家养老服务，能获得多少补贴？　/26

第七节　万一张阿姨需要陪同就诊，属于居家服务内容吗？　/31

第八节　万一张阿姨需要助餐服务，怎么办？　/36

第九节　万一王爷爷想起诉却缴不起诉讼费，怎么办？　/42

第十节	万一张阿姨要办敬老卡，怎么办？	/48
第十一节	万一王先生想反映老年活动室被非法占用，怎么办？	/53
第十二节	万一李伯伯对社区的老年定期免费体检质量存有疑惑，怎么办？	/58
第十三节	万一王叔叔因病需要提前退休，怎么办？	/62
第十四节	失独王大妈万一失去经济来源需要经济补贴，怎么办？	/67
第十五节	万一张阿姨得了结核病无钱医治，怎么办？	/71

第一节 万一李阿姨想申请因病支出型贫困家庭生活救助，怎么办？

情景案例

李阿姨身居上海市，患有"三高"。由于长时间住院治疗，导致家庭收入不足以支付医疗费用，但李阿姨又不属于最低生活保障的救济对象，李阿姨该怎么办？

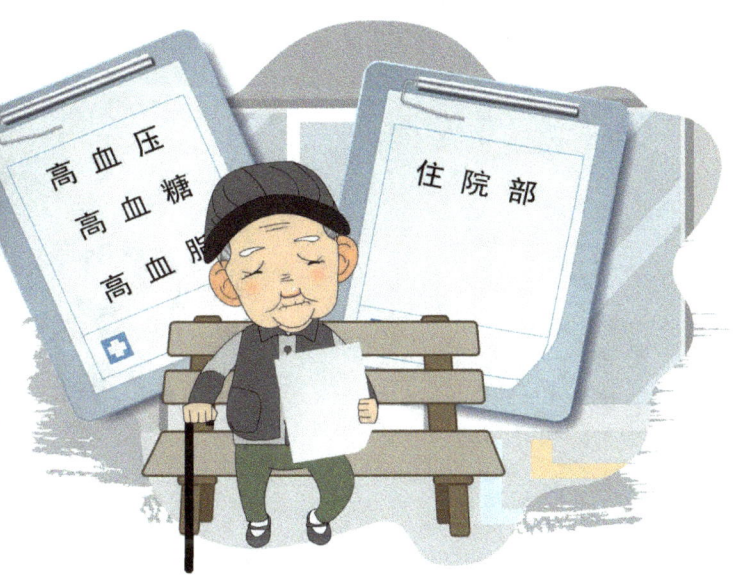

今年我已八十多，
收入不高患三高。
慢病就要持久治，
长期住院伤不起。

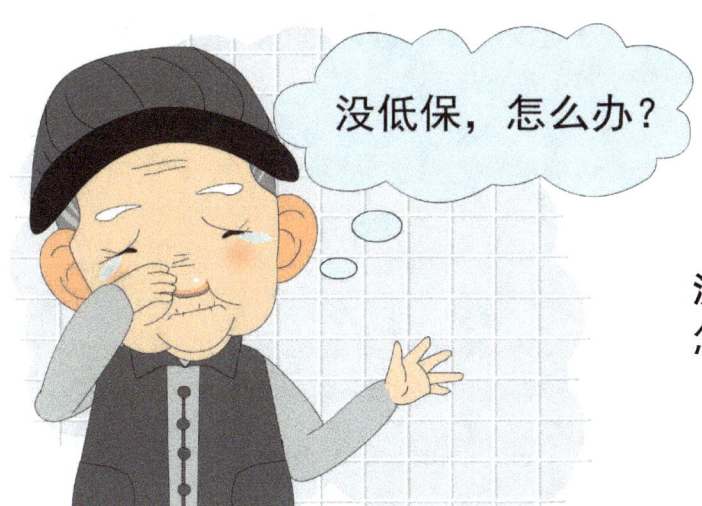

没有低保怎么办，
怎么办？

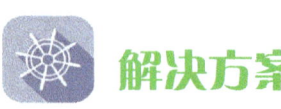 **解决方案**

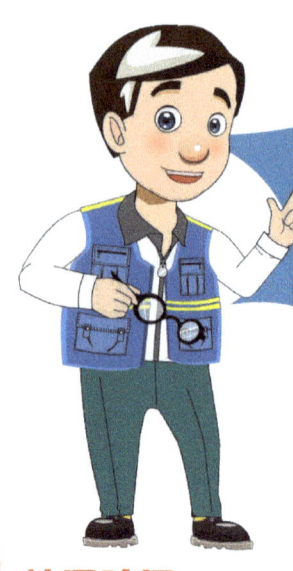

没有低保可以申请社会救助。

① 情景疏导：

常言道"人怕老来病，稻怕钻心虫"，收入不高患"三高"，真要命，真要命！"三高"需要持久治，住不起医院可不行。没有低保没关系，社会救济能帮您。

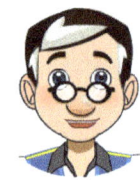

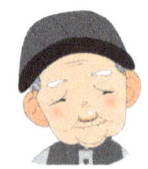

既可以住院治疗又可以少花销，还有这种好事？

② 服务问答：

我不能为社会做什么，但是社会能为我做什么呢？

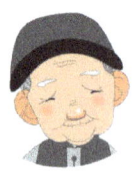

因病支出型贫困家庭生活救助好政策，只要申请好，您就可以住院如住家。不过首先您需要知道一些通关秘诀：第一步，由户主或李阿姨委托的人员向户籍所在地街道办事处提出书面申请。第二步，提供李阿姨本人的身份证、户口簿，医疗证明（病历卡或出院小结）、医疗费用发票原件，可支配收入和家庭财产证明等材料。

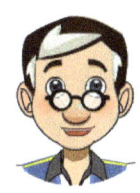

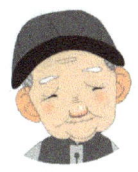

教授知识真渊博，那么申请条件有哪些？

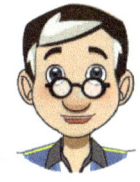

申请条件就五条，一一数下就知道。

第一，具有本市户籍的城乡居民；

第二，治疗限于住院治疗；

第三，申请之月前6个月内，家庭自负医疗费用支出超过家庭可支配收入；

第四，申请之月前12个月，家庭人均可支配收入低于本市上年度城市居民人均可支配收入；

第五，个人或家庭财产在一定限额以内，生活水平低于最低生活保障标准。

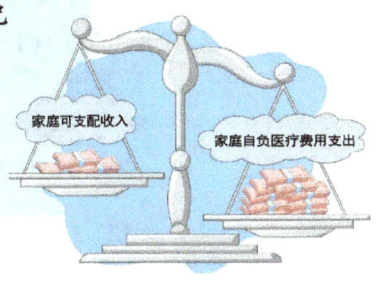

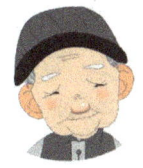

好的，我了解了。可是上海市上年度城市居民人均可支配收入的数据从哪查呢？

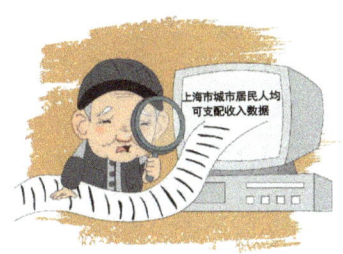

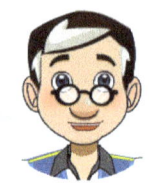

打上海市统计局的电话查询或登录上海统计局网站查询就可以了。

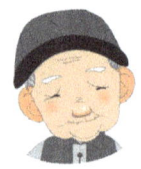

虽然我的条件都符合了,但老伴并不是上海户口,那他能享有因病支出型贫困家庭生活救助吗?

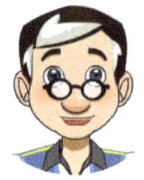

当然可以,政策可是很贴心的,也有针对非上海户口的上海居民的申请条件。有四个条件,只要符合其中一个即可。

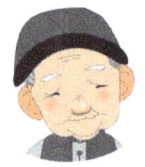

都有什么条件?

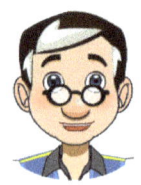

1.患大病重病的;2.丧失劳动能力的;3.配偶年龄男60周岁、女50周岁及以上的;4.子女未满16周岁或虽年满16周岁仍在普通初中、普通高中和普通中等职业学校就读的。这四项有没有适合李阿姨老伴儿的呢?

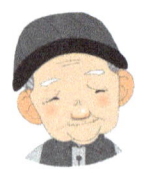

这个真的有,那我们俩都可以申请因病支出型贫困家庭生活救助了,好开心!我的邻居也患"三高"住院,但是他享受最低生活保障,还能享受因病支出型贫困家庭生活救助吗?

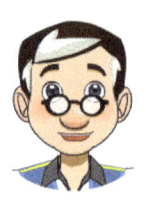

不可以,不能同时享受低保及其相关待遇。

小贴士

1. 治疗限于家庭成员住院治疗、急诊观察室留院观察治疗、门诊大病治疗和家庭病床治疗；
2. 申请之月前6个月内，家庭自负医疗费用支出超过家庭可支配收入，给予全额救助；
3. 申请之月前12个月，家庭人均可支配收入低于本市上年度城市居民人均可支配收入，按照低于本市城市居民最低生活保障标准的差额，给予救助；
4. 医疗费限于家庭成员住院治疗、急诊观察室留院观察治疗、门诊大病治疗和家庭病床治疗几种类型；
5. 家庭自付医疗费用支出超过家庭可支配收入；
6. 家庭人均可支配收入，低于本市上年度城市居民人均可支配收入；
7. 收入计算期间分别为申请前6个月、12个月。

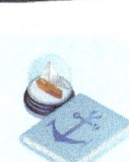

多知道点

因病支出型贫困家庭生活救助的对象范围

(一)具有本市户籍的城乡居民；

(二)与本市户籍城乡居民共同生活的非本市户籍的家属(配偶和子女)中具备下列条件之一的人员：1.患大病重病的；2.丧失劳动能力的；3.配偶年龄男60周岁、女50周岁及以上的；4.子女未满16周岁或虽年满16周岁仍在普通初中、普通高中和普通中等职业学校就读的。享受本市最低生活保障待遇的家庭，不纳入因病支出型贫困家庭生活救助范围。

选自《上海市因病支出型贫困家庭生活救助办法（试行）》

第二节 万一张伯伯支外退休后回沪定居，怎么办？

 情景案例

张伯伯原本是上海户口，年轻时作为知青被分配到西藏支援藏区建设，60周岁时在西藏办理退休后，回到上海定居，经上海市公安机关批准，报入上海市常住户口。现在张伯伯的生活遇到困难，不知该如何申请救助？

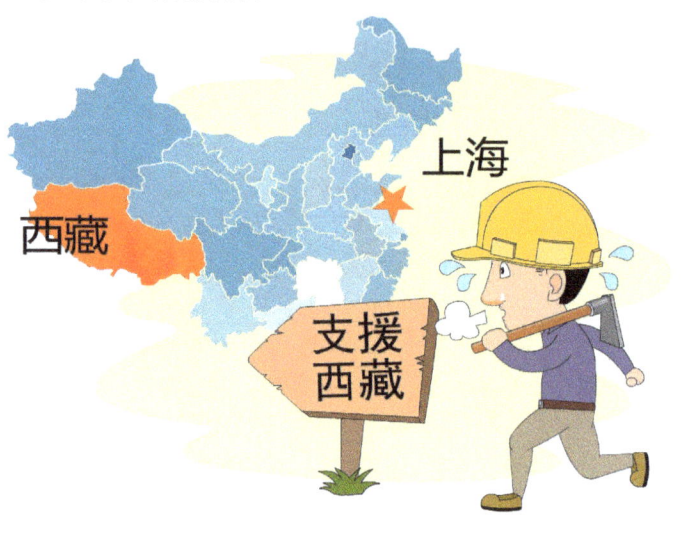

建设西藏献青春，
两袖清风为人民。
如今回沪物价翻，
各种支出难承担。

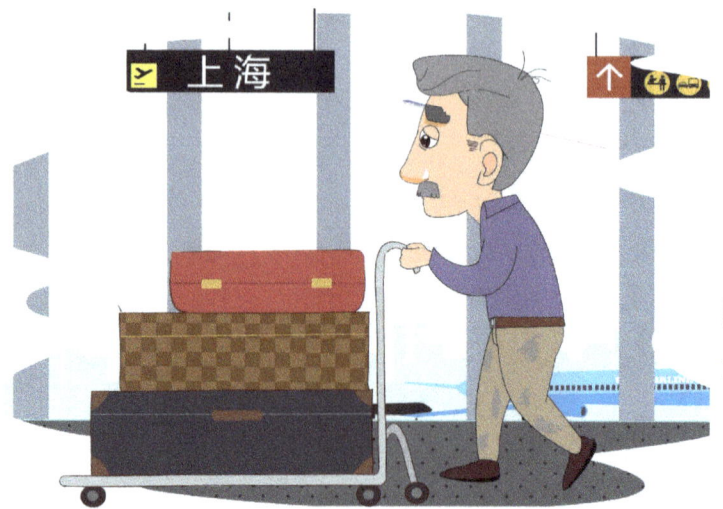

哎，老汉晚年怎么安，怎么安？

 **解决方案**

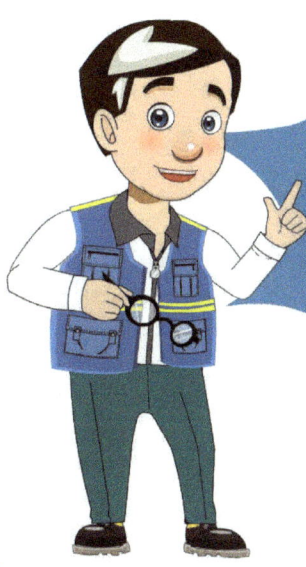

这个请您放心，政府有针对支外回沪生活困难群体的补助政策。

① 情景疏导：

"少小离家老大回，恍然物价已起飞，退休工资不够花，峥嵘半生为了谁？"这种情况确实存在，张伯伯援助边疆建设，从事的是非常受人尊敬的祖国建设事业，党和人民当然不会忘记！您不用担心，政府是有补助政策的。

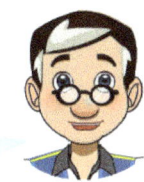

快说说需要具备怎样的条件？

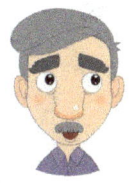

② 服务问答：

补助政策肯定是有条件的吧？您看我符合不？

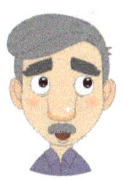

第一，原本市常住户口，由本市动员分配支援外地建设；

第二，在外地办理退休（职）手续，享受外地社会保险待遇；

第三，经本市公安机关批准，报入本市常住户口。

没问题，您都符合！接下来您提供身份证、本人退休证、原本市户籍迁出证明、现本市户口簿、养老收入证明，向户籍所在的街镇事务受理服务中心递交书面申请就可以了。

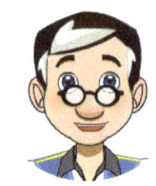

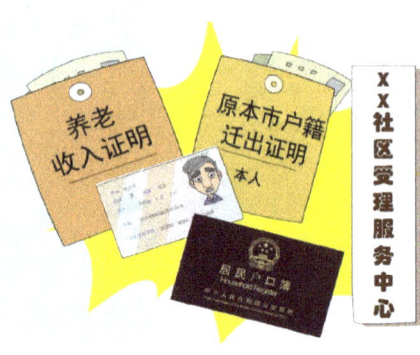

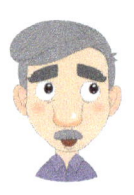

那我老伴怎样才可以享有支外回沪生活困难补助呢？

张阿姨也是符合条件的，满足这五项要求的任意一项即可。

1. 是享有支外回沪生活困难补助对象的配偶；
2. 原非本市户口；
3. 非本市动员分配支援外地建设的；
4. 是按照国家有关政策规定，在外地办理退休（职）手续，享受外地社会保险待遇；
5. 是经本市公安机关批准，报入本市常住户口（或按照规定已领取"上海市居住证"）。

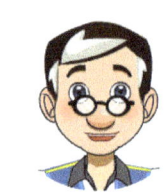

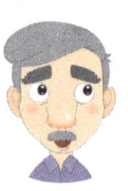

妥妥的，如果我在办理时，无法提供有效养老收入的证明怎么办？

无法提供养老收入有效证明的,暂停发放分档帮困补助金。

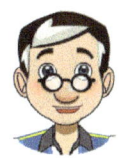

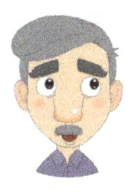

我再问一个关键的问题,补贴的标准是多少呢?

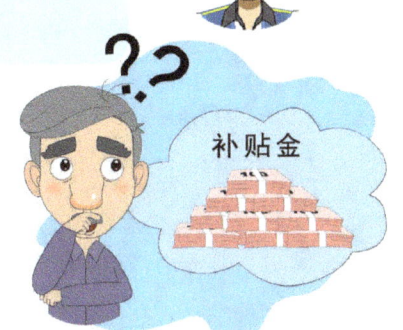

我只知道过去的事,并不知道未来的事。具体标准由政府公布,每年会根据调整通知调整具体的补贴数额。

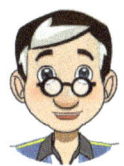

小贴士

1. 按照规定已领取"上海市居住证"的,视同报入本市常住户口。
2. 外省市籍配偶如果符合一定条件,也可以享有支外回沪生活困难补助。
3. 申请人应填写统一印制的《本市支援外地建设退休(职)回沪定居人员生活帮困补助申请表》。
4. 如果自己不方便办理,可以请居委会相关工作人员帮助。
5. 没有养老收入领取卡的或领取卡无明确记录的,凭退休时所在地县级以上劳动保障部门出具的养老收入证明。
6. 未参加养老保险统筹的,凭单位出具的收入证明及单位所在地劳动保障部门出具未参加养老保险统筹的证明。

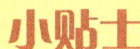

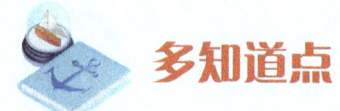 **多知道点**

本市支援外地建设退休（职）回沪定居人员应同时符合三个条件：一是原本市常住户口，由本市动员分配支援外地建设；二是按照国家有关政策规定，在外地办理退休（职）手续，享受外地社会保险待遇；三是经本市公安机关批准，报入本市常住户口（或按规定已领取"上海市居住证"）。

外省市籍配偶应同时符合三个条件：一是上述对象的原非本市户口、非本市动员分配支援外地建设的配偶；二是按照国家有关政策规定，在外地办理退休（职）手续，享受外地社会保险待遇；三是经本市公安机关批准，报入本市常住户口（或按照规定已领取"上海市居住证"）。

申请受理程序

(一)向现户籍（居住登记）所在街道（乡、镇）民政部门设在社区事务受理服务中心的"支援外地建设退休（职）回沪定居人员生活帮困补助"受理窗口（以下简称受理窗口）提出申请。

(二)申请人应填写统一印制的《本市支援外地建设退休（职）回沪定居人员生活帮困补助申请表》，并提供本人身份证、退休证、原本市户籍迁出证明、现本市户口簿（或"上海市居住证"）、养老收入证明（养老收入领取卡，领取卡无明确记录的凭退休时所在地县级以上劳动保障部门出具的证明，未参加养老保险统筹的凭单位证明及单位所在地劳动保障部门出具未参加养老保险统筹的证明）。

(三)受理窗口收到申请人材料后，按规定确认帮困补助金额，交所在街道（乡、镇）劳动保障部门复核后转回受理窗口。受理窗口根据复核意见汇总并组织发放。

(四)享受分档帮困补助的人员，于每年十一月份向受理窗口提供上月养老收入证明。经街道（乡、镇）劳动保障部门复核，通知受理窗口调整或停发分档帮困补助金。无法提供上月养老收入有效证明的，从次月起暂停发放分档帮困补助金。

每年调整补贴数额，具体根据调整通知进行调整。

第三节 万一高级技师李伯伯到退休年龄想申请延迟退休，怎么办？

 ## 情景案例

李伯伯60岁，是企业的高级技工。虽然到了退休年龄，但该企业非常需要李伯伯这样的技师，老板想让他留下来，李伯伯觉得自己精神劲儿十足，也想留下来继续工作，不知是否可以申请延迟退休？

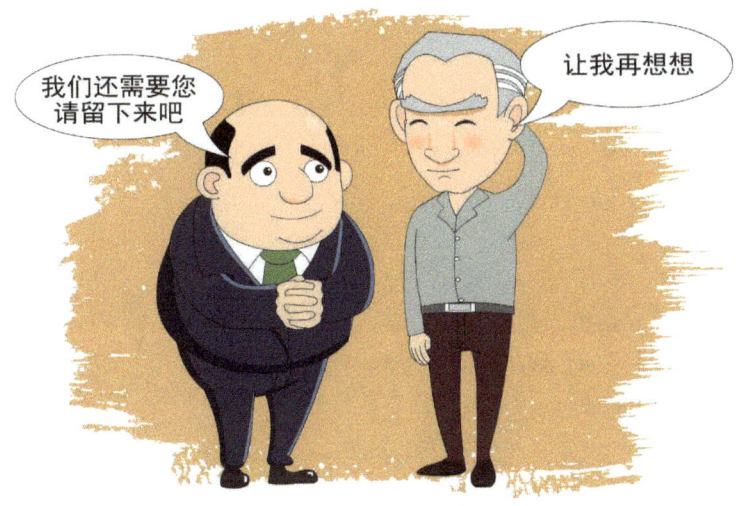

人老心不老，
技术更灵巧。
组织仍需要，
退休在眼前。

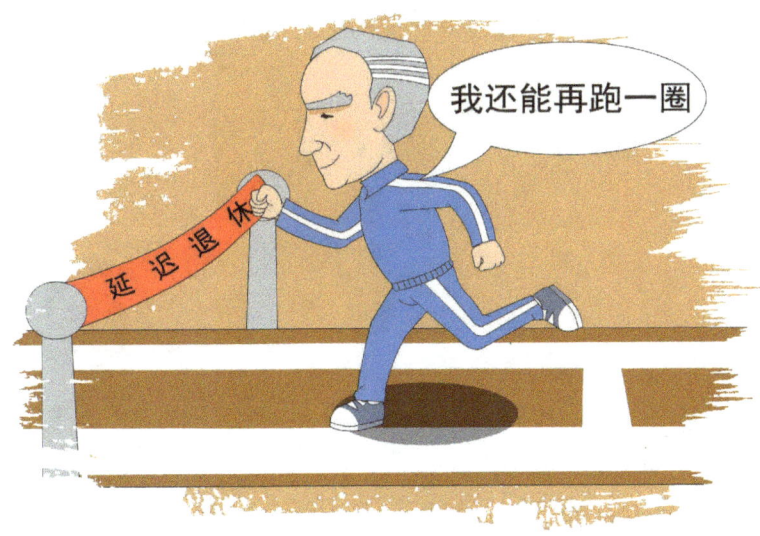

让我怎么办，
怎么办？

 **解决方案**

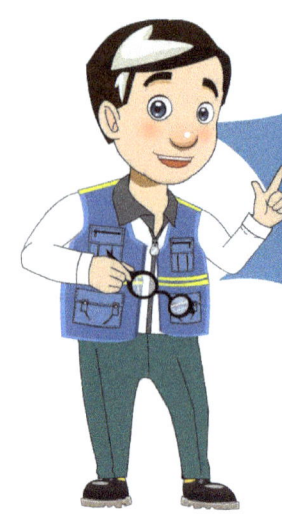

作为一名高级技师，到了退休年龄是可以申请办理延迟退休的。

 **情景疏导：**

壮志未酬就退休，的确有违人意。老马尚能识途呢，更何况李伯伯这个高级技师。人老宝刀未老，黄忠就是先例，刘备并未让他退休，所以说李伯伯您不必担心，是可以申请延迟退休的。

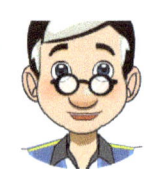

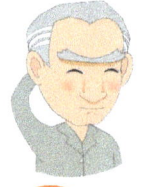

打开我的心结就靠您了，快说怎么申请。

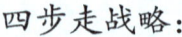

 **服务问答：**

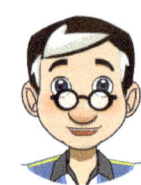

四步走战略：
第一步：必须由您本人提出书面申请；
第二步：提供企业与李伯伯签订的劳动协议；
第三步：提供李伯伯的高级技师证书；
第四步：提供李伯伯身体情况可以继续工作的体检材料。
走完这四步您就可以继续留在岗位上了。

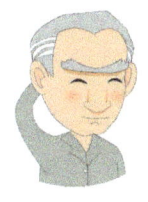

太好了，这无疑延长了我的职业生涯，同时也增加了我的社会保险缴纳是吗？

企业及个人按规定缴纳基本养老保险费和工伤保险费，不需要再缴纳医疗、失业及生育保险费。

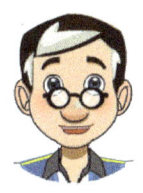

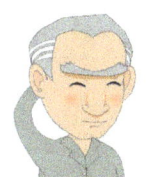

在我延迟退休期间，我的医疗保险是怎样执行的？

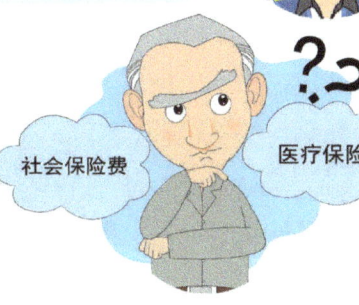

医保待遇按照到达法定退休年龄领取基本养老金人员的医疗保险待遇规定执行。

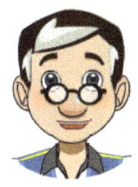

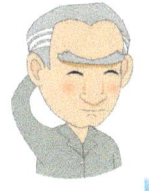

延迟退休是我的第二次青春，太谢谢您了万教授。

小贴士

1. 延迟办理申领基本养老金手续的年龄，男性一般不超过65周岁，女性一般不超过60周岁。
2. 技师包括以下人员：参加本市城镇养老保险的企业中具有专业技术职务资格的人员，具有技师、高级技师证书的技能人员。

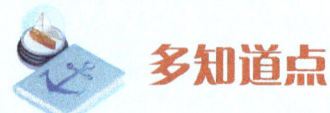 **多知道点**

上海市养老金领取条件：城镇企业在职人员领取养老金的条件为，男性年满60周岁、女性从事管理和技术工作年满55周岁，直接从事生产服务工作年满50周岁（不包括事业单位在编的干部身份女职工），累计缴费年限（含视同缴费年限）满15年。

上海市人力资源和社会保障局《关于本市企业各类人才柔性延迟办理申领基本养老金手续的试行意见》规定，参加本市城镇养老保险的企业中具有专业技术职务资格的人员，具有技师、高级技师证书的技能人员和企业需要的其他人员，到达法定退休年龄、符合在本市领取基本养老金条件，如企业工作需要，本人身体健康，能坚持正常工作；经本人提出申请，与企业协商一致后，可以延迟申领基本养老金。

延迟期限

符合本试行意见的人员，延迟办理申领基本养老金手续的年龄，男性一般不超过65周岁，女性一般不超过60周岁。

延迟期间社会保险费缴纳和待遇

按照本意见规定延迟申领基本养老金的人员，男年满60周岁、女年满55周岁的，延迟期间社会保险费缴纳和待遇自办理延迟申领基本养老金申报备案手续的次月起按以下规定处理：

（一）延迟期间社会保险费缴纳

企业及个人按规定缴纳基本养老保险费和工伤保险费，不再缴纳医疗、失业及生育保险费。

（二）延迟期间社会保险待遇

1. 医疗保险待遇按照到达法定退休年龄领取基本养老金人员的医疗保险待遇规定执行；

2. 延迟期间发生工伤事故的，按照本市工伤保险有关规定享受相应工伤保险待遇；

3. 延迟期间因病或非因工死亡的，丧葬补助金按照本市企业退休人员因病或非因工死亡后相关规定执行，所需费用由本市城镇基本养老保险统筹基金支付。

基本养老金申领

经申报备案的延迟办理申领基本养老金手续的人员，在解除或终止工作协议后，可办理申领基本养老金手续；按照申领时的养老金计发办法计发基本养老金，并从次月起开始领取。

第四节 万一王阿姨没有参加任何养老保险却想享受养老待遇，怎么办？

 情景案例

王阿姨今年65周岁，是土生土长的上海人。虽然拥有上海户籍，可是她从来没有参加过本市的养老保险和医疗保险，那王阿姨能享受养老、医疗待遇吗？应该如何去申请呢？

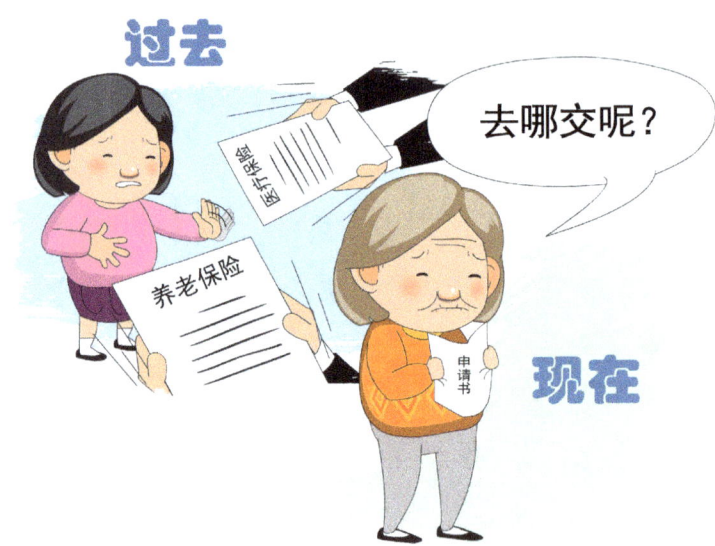

从前年轻读书少，
不知养老保险好。
不知不觉人已老，
白首方悔迟不迟？

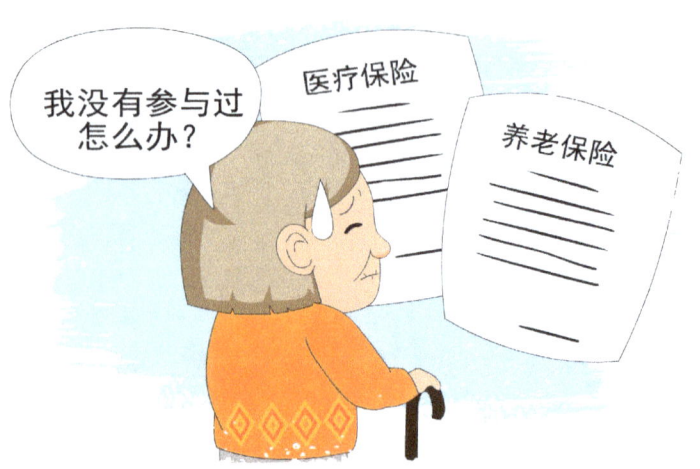

教授教我怎么办，
怎么办？

解决方案

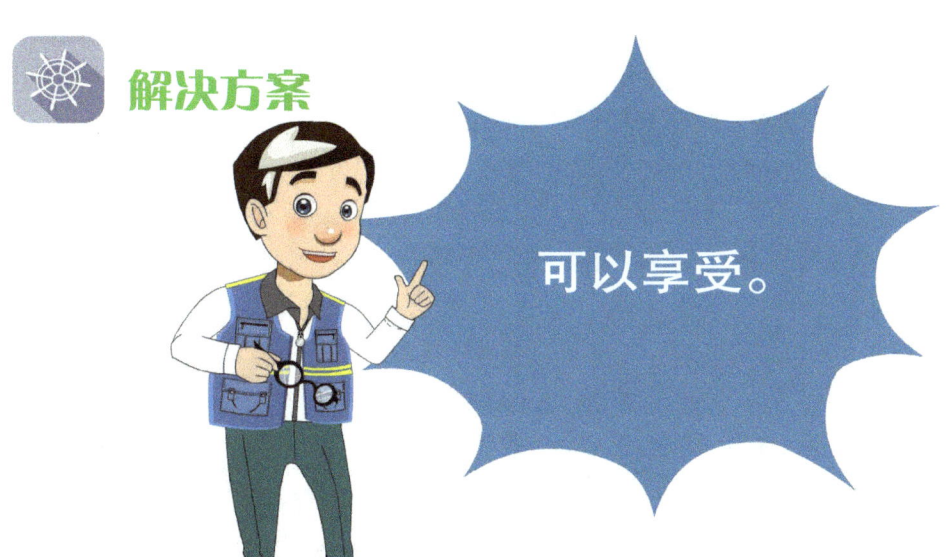

可以享受。

1 情景疏导：

"人怕老来穷,禾怕午时风。"年轻人可以靠自己奋斗,老人现在只能靠社会保障了,没有参加过任何养老保险的人也可以老有所养、老有所依。幸亏王阿姨是土生土长的上海人,有上海户籍。享受养老待遇不是梦,只要您满足条件即可申请。

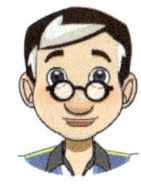

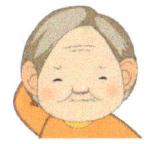

我需要怎么申请?我读的书少,会不会很复杂?

2 服务问答：

并不复杂,只需要走三步:
第一步:带好本人身份证原件及复印件,户口簿原件及复印件;
第二步:可以到本人户籍所在街道(乡、镇)的社区事务受理服务中心提出申请;
第三步:填写《上海市城镇高龄无保障老人享受养老、医疗待遇申请表》。
走完这三步就可以享受您梦寐以求的养老待遇。

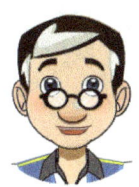

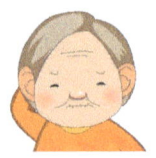可是我们辖区没有社区事务受理服务中心，应该向哪个部门申请呢？

街道(乡、镇)劳动保障事务所也负责办理相关事务。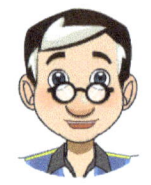

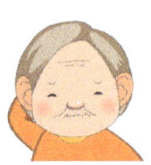我没有缴纳任何费用就可以享受养老待遇了，太不可思议了！我身体多病，能告诉我像我这种城镇高龄无保障老人在享受养老医疗待遇方面的具体数额吗？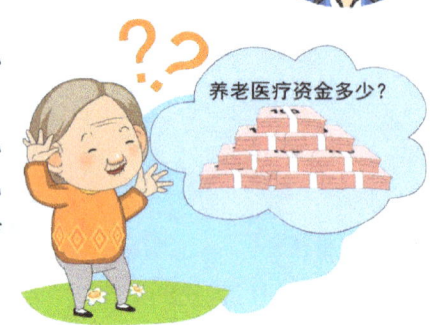

我很想告诉您，可是我并不知道每年的具体数额，待遇标准随本市城镇最低养老金标准的调整而相应调整。具体数额政府每年都会公布。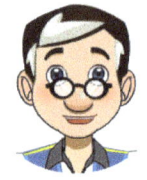

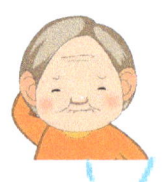养老保险政策好，老有所养有依靠。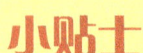

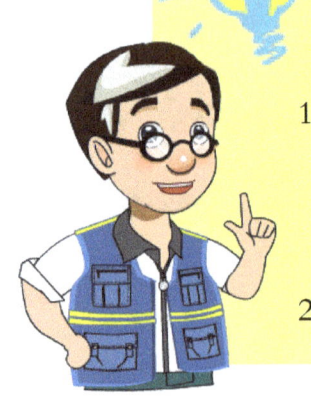

小贴士

1. 城镇高龄无保障老人必须满足以下四个条件：A.年满65周岁；B.是在上海居住、生活满30年；C.现为本市城镇户籍且已满15年；D.未纳入基本养老、医疗保险制度以及未享受征地养老待遇。
2. 城镇高龄无保障老人委托代理人办理申请手续的，

除携带上述材料外，还需携带代理人的身份证明和经委托人签名的委托书。
3. 主要是三类对象：职工遗属、退休老龄职工供养的老年家属（即"一老养一老"）和社会无业无保的老人。

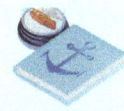 **多知道点**

根据《关于将本市城镇高龄无保障老人纳入社会保障的通知》（沪府〔2006〕81号）、《关于实施〈上海市人民政府关于将本市城镇高龄无保障老人纳入社会保障的通知〉若干问题的处理意见》（沪劳保养发〔2006〕34号）、《关于完善本市城镇老年居民养老保障若干问题处理意见的通知》（沪人社养发〔2008〕3号）相关文件的规定，上海市城镇高龄无保障老人可以享受养老、医疗待遇。

"城镇老年居民"（原称"高龄无保障老人"），是指年满65周岁，在本市居住、生活满30年，现为本市城镇户籍且已满15年，未享受基本养老、医疗以及征地养老待遇的老年居民。

城镇高龄无保障老人纳保条件

1. 年满65周岁；
2. 在上海居住、生活满30年，具体情况以原始户籍记载为准；
3. 现为本市城镇户籍且已满15年；
4. 未享受本市规定的城镇基本养老保险和医疗保险、小城镇社会保险、征地养老等待遇以及外省市规定的养老保险和医疗保险待遇。

主要是三类对象：职工遗属、退休老龄职工供养的老年家属（即"一老养一老"）和社会无业无保的老人。

相关待遇

1. 每人领取一定数额的补贴，每年的具体数额，随本市城镇最低养老金标准的调整而相应调整；

2. 城镇高龄无保障老人死亡后，可以享受丧葬补助待遇；

3. 实行定点医疗、按需转诊的就医制度，医疗待遇包括门、急诊及住院医疗的待遇。其中，门、急诊医疗发生的费用，由医疗保障资金报销50%；住院医疗发生的费用，由医疗保障资金报销70%；其余部分由个人承担。

办理申领手续及所需提供的材料

城镇高龄无保障老人，可以到本人户籍所在街道（乡、镇）的社区事务受理服务中心提出申请，具体相关事务由街道（乡、镇）劳动保障事务所负责办理。若所在地社区事务受理服务中心尚未建立，可暂由街道（乡、镇）劳动保障事务所负责办理相关事务。

（一）填写《上海市城镇高龄无保障老人享受养老、医疗待遇申请表》（以下简称"《申请表》"），并提供以下材料：

1. 本人身份证原件及复印件；

2. 户口簿原件及复印件。

（二）城镇高龄无保障老人委托代理人办理申请手续的，除携带上述材料外，还需携带代理人的身份证明和经委托人签名的委托书。

第五节 万一王阿姨需要生活护理，怎么办？

 情景案例

王阿姨70岁，享受社会低保，生活照料评级为"中度"，想申请社区居家养老服务，不知道应具备什么条件？

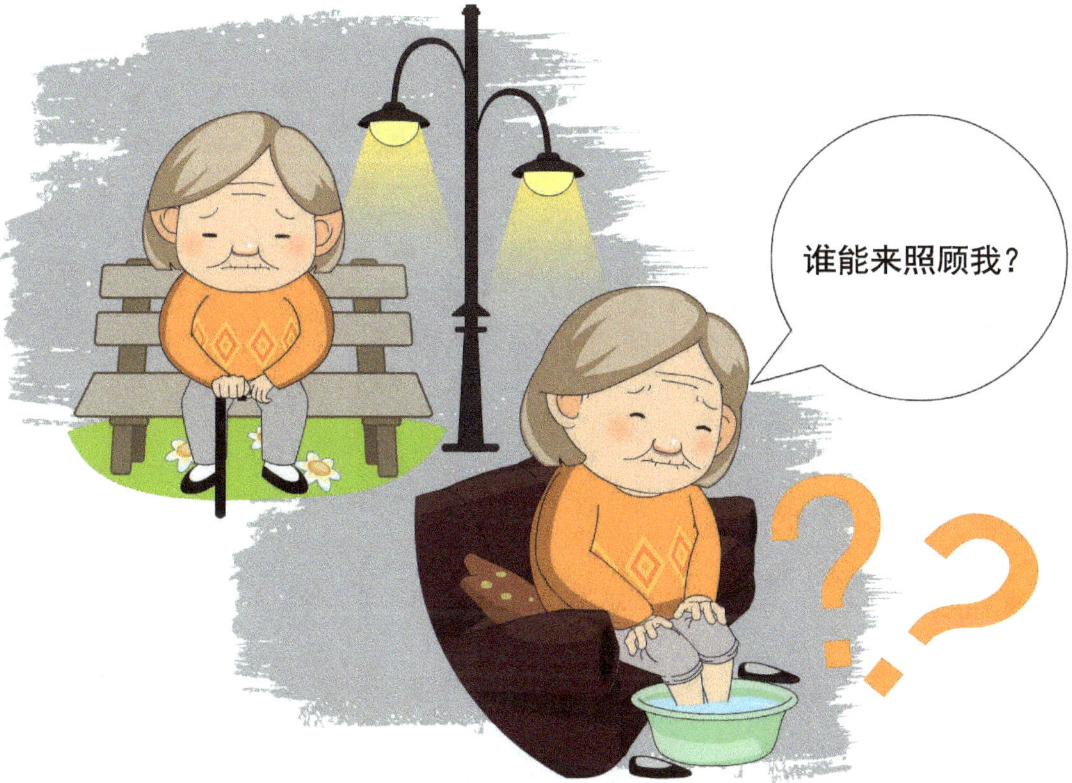

谁能来照顾我？

孤身老人七十多，
一身毛病不必说。
儿女在外没照料，
敬老院好费用贵。
生活护理真需要，真需要！

 **解决方案**

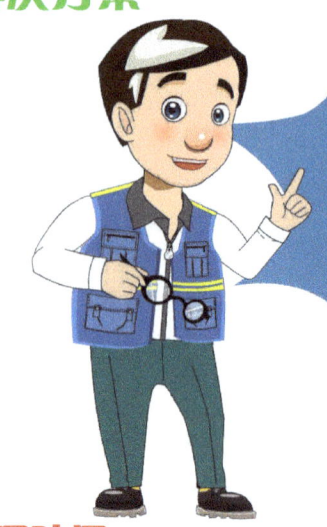

如果您有需要我们就要满足您。

① 情景疏导：

人活七十古来稀，可惜没子女来照料，没有子欲养而亲不待的遗憾，只有亲待养而子不在的悲哀。王阿姨靠低保勉强为生，请不起保姆也住不起敬老院。一件事做不好就会引发一系列的社会问题。我不是来告诉您为什么的理论家，我是告诉您怎么解决的理论家。

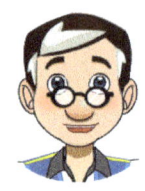

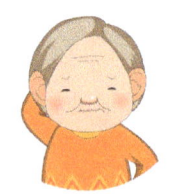 听说像我这样的情况可以申请社区居家养老服务？

② 服务问答：

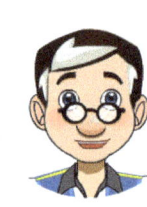

没错，只要您符合以下条件：
第一：年龄在60周岁以上；
第二：属于低保或低收入家庭；
第三：生活照料评级为"轻度"以上级别；
第四：满足居家服务对象的要求。

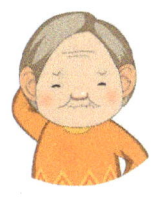

这些条件我都符合，那么接下来该怎么申请社区居家养老服务呢？

具备了申请条件您就成功了一半，另一半还有三个步骤要走：

第一步：可以向户籍所在地的街道（乡、镇）社区事务受理服务中心申请，也可以向街道（乡、镇）社区居家养老服务中心申请；

第二步：携带户口簿、身份证、参保人员社保卡（医保卡）、养老金收入证明，由街镇社会救助事务管理所出具的低保、低收入证明；

第三步：经照料评级后，便可以发放补贴。

完成了这三步你就不用担心没人照料了。

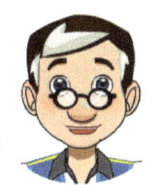

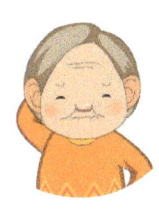

那真是太好了，可是补贴金额大概是多少呢？

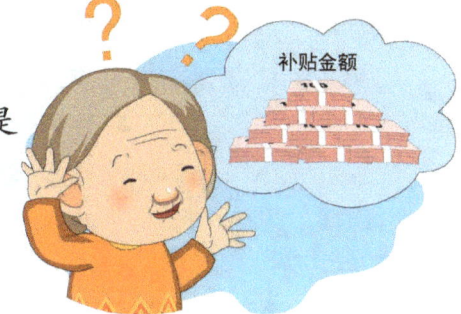

由于补贴申请实行属地化原则，所以各个地区不一样。各区县可根据本区域社区居家养老服务开展情况和财力保障水平，界定若干条件后，适当扩大服务补贴范围。区居家养老服务分为两种，您享受的这种是由政府提供的服务补贴，还有一种是自费服务。自费服务就要劳驾您自行去办理了。

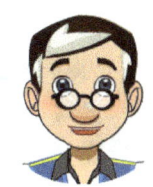

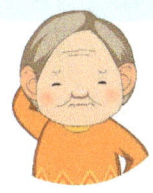

政府深知我心啊，自费服务要去哪里办理？

自费服务的申请人,也就是您本人,可直接到所在街道(乡、镇)的社区助老服务社办理。详细情况可到所在街道(乡、镇)社区居家养老服务中心了解。

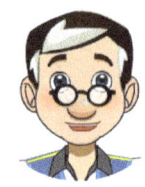

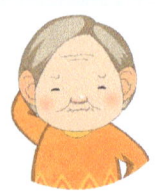

政策实惠而且方便,办事机构就在家门口,太感谢您了万教授。

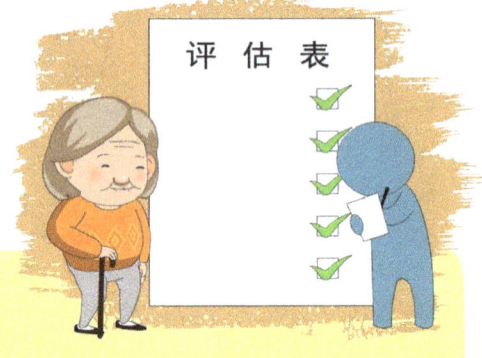

小贴士

1. 居家养老服务按属地化原则申请获得服务补贴。
2. 80周岁及以上、独居或纯老家庭中的老年人符合以下条件可以获得服务补贴:A.本人月养老金低于本市城镇企业月平均养老金的;B.经评估照料等级为"轻度""中度""重度"的本市户籍、城镇老年人;C.本人承担50%居家养老服务费的。
3. 在沪民福发〔2008〕5号文之前已经享有居家养老服务补贴的老年人(以下简称"老老人"),可以申请服务补贴。
4. 社区居家养老服务主要有两种形式:一是由经过专业培训的服务人员上门为老年人提供照料服务;二是在社区创办老年人日间服务中心,为老年人提供日托服务。
5. 社区居家养老服务内容:生活照料、康复护理、精神慰藉为主要内容的社区居家养老服务体系。

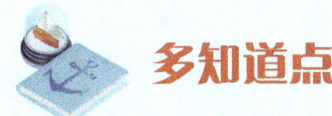
多知道点

社区居家养老服务对象，是指本市60周岁及以上、有生活照料需求的居家老年人，包括服务补贴对象和自费服务对象。

补贴条件

1. 60周岁及以上、低保或低收入家庭中、经评估照料评级为"轻度""中度""重度"的本市户籍老年人，按属地化原则可申请获得服务补贴。

2. 80周岁及以上、独居或纯老家庭中、本人月养老金低于全市城镇企业月平均养老金的、经评估照料评级为"轻度""中度""重度"的本市户籍城镇老年人，在本人承担50%居家养老服务费的前提下，按属地化原则可申请获得服务补贴。

3. 在沪民福发〔2008〕5号文之前已经享有居家养老服务补贴的老年人（以下简称"老老人"）。

各区县可根据本区域社区居家养老服务开展情况和财力保障水平，界定若干条件后，适当扩大服务补贴范围。

沪民福发〔2008〕5号文（全文）

社区居家养老服务，以社区助老服务社、老年人日间服务中心、社区老年人助餐服务点等为服务实体，上门、日间服务为主要形式，生活照料、康复护理、精神慰藉为主要内容的社区居家养老服务体系。

目前，主要有两种形式：一是由经过专业培训的服务人员上门为老年人提供照料服务；二是在社区创办老年人日间服务中心，为老年人提供日托服务。

需要申请服务补贴的老人，本人或家属携带户口簿、身份证、参保人员社保卡（医保卡）、养老金收入证明，以及由街镇社会救助事务管理所出具的低保、低收入证明等材料，到老人户籍所在地的街道（乡、镇）社区事务受理服务中心或街道（乡、镇）社区居家养老服务中心，办理申请。

自费服务的申请人，可直接到所在街道（乡、镇）的社区助老服务站办理。详细情况可到所在街道（乡、镇）社区居家养老服务中心了解。

第六节 万一李阿姨需要居家养老服务，能获得多少补贴？

 情景案例

李阿姨是上海人，今年80周岁，一个人住，每月领取的养老金低于本市城镇企业月平均养老金，又评估照料评级为"重度"，她可以得到多少补贴（2014年度标准）？应如何申请呢？

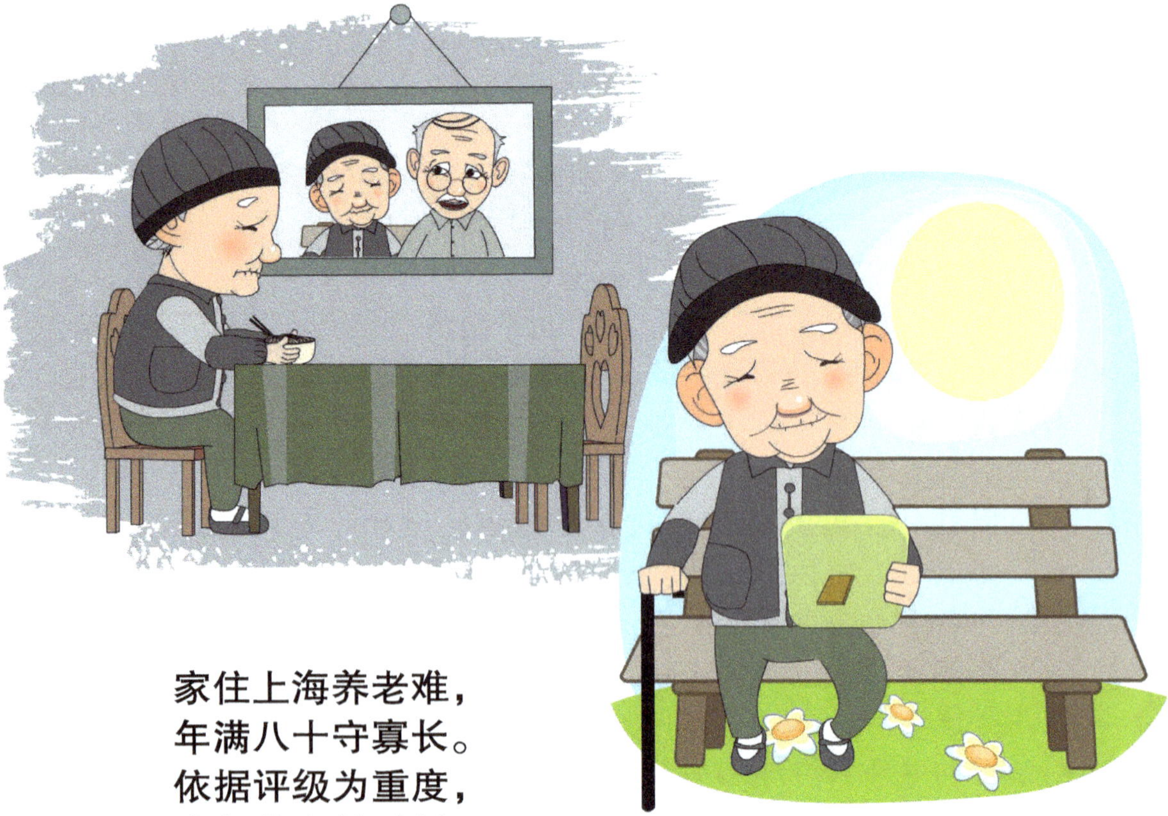

家住上海养老难，
年满八十守寡长。
依据评级为重度，
奈何养老补贴低。
究竟能领多少钱，多少钱？

 **解决方案**

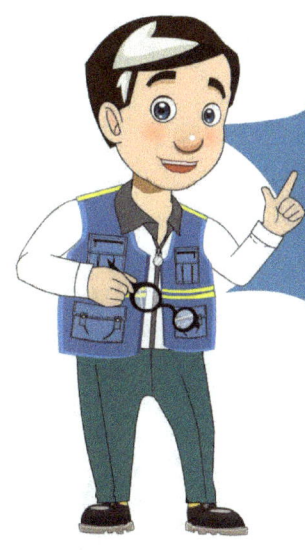

符合80岁的补贴档，可以每月领取500元的服务券。

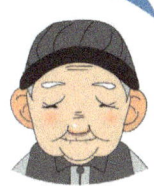

 **情景疏导：**

近年来，老龄化现象越来越严重，我国制定的民生国策也越来越完善，以保障老年人的晚年生活。类似于李阿姨的状况，年满80岁且单身居住的老年人，符合80岁的补贴档，每月可以领取500元的服务券。

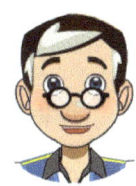

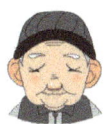

原来每月有500元可以领取啊，到底要怎样才能领取呢？

 服务问答：

第一步：补贴申请人也就是您本人向所在街道（镇）社区事务受理服务中心进行咨询。

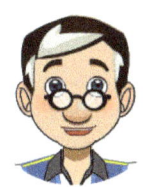

第二步：补贴申请人应接受经济状况审核，提交相关申请材料（户口簿、身份证、参保人员社保卡或医保卡、由街镇社会救助事务管理所出具的低保、低收入证明、养老金收入证明及相关医疗证明），并填写《上海市居家养老服务补贴申请表》。

第三步：由评估员上门对补贴申请人进行养老服务需求评估，出具评估结论。

第四步：由街道（镇）社区居家养老服务中心提出初审意见，报区县居家养老服务指导中心审批，向符合补贴条件的老年人发放《准予服务补贴告知书》，同时告知社区助老服务社。

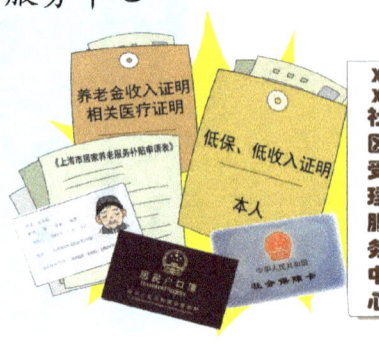

第五步：根据核定的补贴额度，发放服务券。

只要按照我说的程序做就可以了。

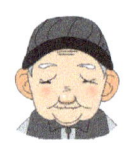

原来是这样。隔壁王阿姨的情况和我一样，但上个月她收到的是《不予服务补贴告知书》，万一我收到了和她一样的告知书，是不是以后都不能申请了呢？

照料等级评估

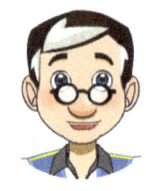

不会的。只要条件符合，无论被拒绝多少次都能继续申请。

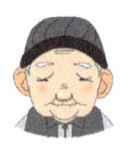

这一套流程下来可真麻烦，需要多久的时间呢？

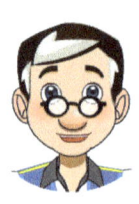

只要证件齐全，35天之内帮您搞定。

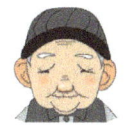 那我这次申请完了,是不是以后每个月都能拿到500元养老服务补贴券了呀?

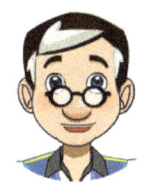 并不是,在享有养老金的服务时,如果您条件丧失,将停止领取养老服务补贴券。

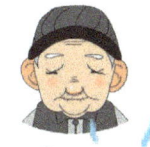 这样啊,我知道了,谢谢您了,万教授,我这就去申请。

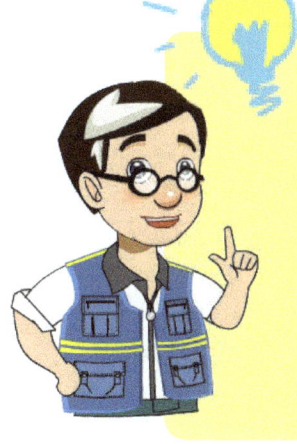

小贴士

1. 居家养老服务补贴是服务券,并非现金;
2. 服务券仅能用于居家养老服务,不能兑换其他服务;
3. 严禁以现金或实物形式向老年人发放补贴;
4. 补贴不得用于抵扣自费服务。

多知道点

服务补贴由养老服务补贴和专项护理补贴组成,系以非现金的"服务券"形式兑换养老服务。

根据《关于进一步规范本市社区居家养老服务工作的通知》(沪民福发〔2009〕26号)的规定,居家养老服务的补贴标准为:

养老服务补贴标准为:人均300元/月;专项护理补贴标准为:"中度"每人100元/月,"重度"每人200元/月。具体为:

(一)60岁及以上的标准为:"轻度"每人300元/月;"中

度"每人400元/月（养老服务补贴每人300元/月加专项护理补贴每人100元/月）；"重度"每人500元/月（养老服务补贴每人300元/月，加专项护理补贴每人200元/月）。

（二）80岁以上的标准为："轻度"每人150元/月；"中度"每人200元/月（养老服务补贴每人150元/月，加专项护理补贴每人50元/月）；"重度"每人250元/月（养老服务补贴每人150元/月，加专项护理补贴每人100元/月）。

（三）老老人的标准分三类。

第一，已通过经济状况审核和养老服务需求评估的"老老人"，直接按"补贴标准（一）"调整至相应的补贴额度；

第二，未经养老服务需求评估的"老老人"，对其进行经济状况审核和服务需求评估后，对应"补贴范围（一）"或"补贴范围（二）"，分别调整至相应的补贴额度；

第三，其余的"老老人"维持原补贴额度不变。

"中度"或"重度"照料评级的老年人，当接受机构养老服务时，服务补贴可以带入区县民政部门指定的养老机构。目前已入住养老机构的困难老年人，可向户籍所在街道（镇）社区事务受理服务中心（或者社区居家养老服务中心）提出服务补贴申请，经社会救助事务管理所经济状况审核、居家养老服务中心服务需求评估和审批，符合补贴条件者可获得服务补贴，并入住区县民政部门指定的养老机构。

服务量的设定

对不同照料评级的老年人设定不同的月服务单位，"轻度""中度""重度"分别设定为30个单位/月、40个单位/月、50个单位/月，每个服务单位按1小时计。

上海市《关于调整本市社区居家养老服务相关政策的通知》（沪民老工发〔2014〕7号）的规定，养老服务补贴标准：

"轻度""中度""重度"三个照料评级的服务量分别设定为30小时/月、40小时/月、50小时/月，在此基础上，将按"轻度""中度""重度"三个照料等级服务。

第七节 万一张阿姨需要陪同就诊，属于居家服务内容吗？

 ## 情景案例

60岁的张阿姨，是上海本地人，纯老家庭每月领取的养老金低于本市城镇企业月平均养老金，经评估照料等级为"中度"，万一张阿姨需要陪同就诊，是否属于居家养老服务内容？她应该怎么做呢？

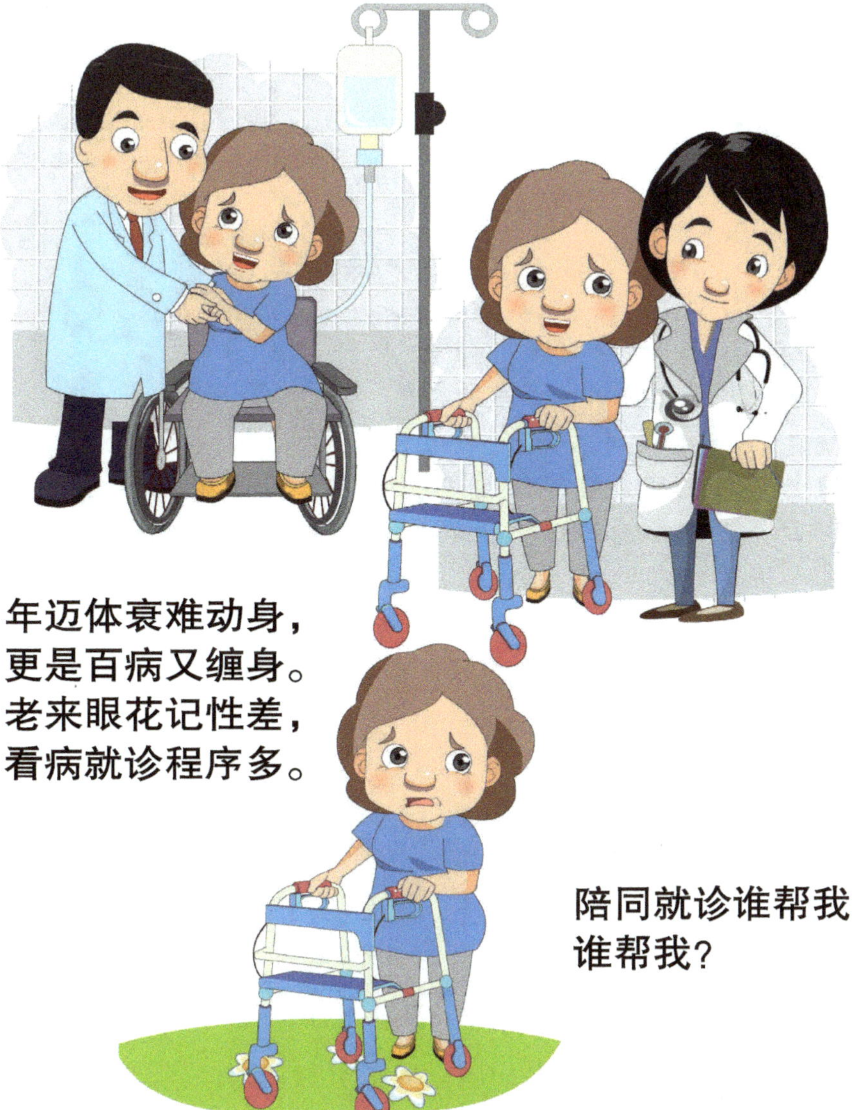

年迈体衰难动身，
更是百病又缠身。
老来眼花记性差，
看病就诊程序多。

陪同就诊谁帮我，
谁帮我？

 **解决方案**

陪同就诊，属于居家养老服务的内容。

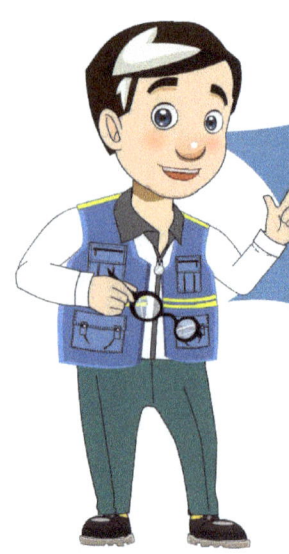

要不要给儿子打电话？

① 情景疏导：

张阿姨今年六十多岁，就医频率更加多，病多程序也更多，就医劳力又劳神，家人难免会担心，居家养老服务项目多，陪同就诊能帮你，省力又省心。谁都知道不能天上掉馅饼，但这个馅饼只要您申请一下就会自动掉下来。

② 服务问答：

我妈的申请由我代办可以吗？

可以委托家人代办申请。

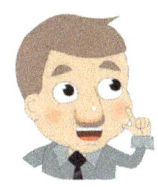

既然陪同就诊属于居家服务的内容，那么我要怎样做才能享受到？

日日操心不如一日劳心，申请好就可高枕无忧，饭要一口一口吃，申请步骤要一步一步走，申请时的步骤千万要牢记。

第一步：张阿姨到社区助老服务站填写《申请表》，约定服务时间、服务内容。

第二步：评估员应当上门对张阿姨进行养老服务需求评估、应及时准确地填写评估信息、完成评估报告，并将评估结果提交到社区助老服务站。

第三步：社区助老服务站应对符合服务补贴条件的申请人提出初审意见，报上级居家养老服务指导中心审批后，向符合补贴条件的老年人发放《准予服务补贴告知书》。

第四步：社区助老服务站应根据核准的服务补贴金额和老年人的实际服务需求，确定服务内容，发放服务券。

第五步：根据申请人的需要，上门提供陪同就诊服务。

走完这五步就可以享受服务了。

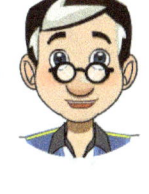

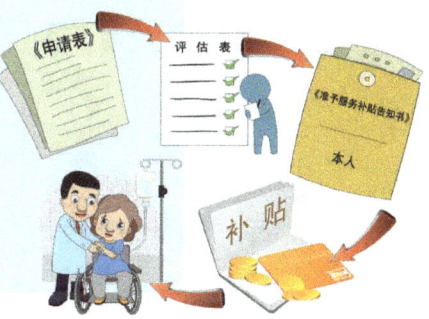

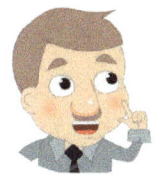

我妈以前劳心劳累，落下许多毛病，那么陪同就诊是否有病情限制？

陪同就诊的确有病情限制。陪同就诊的情形为三种：（1）常见病、慢性病复诊；（2）辅助性检查（如：体检）；（3）门诊注射、换药。只要属于这三种就诊情形都可以享受陪同就诊。

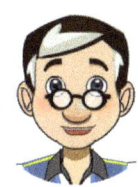

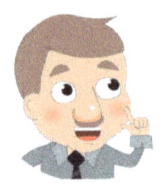

好的,真是谢谢您了万教授,您帮了我们一个大忙。

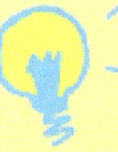

小贴士

1. 助医服务包括陪同就诊、代为配药;
2. 代为配药的范围为诊断明确、病情稳定、治疗方案确定的常见病、慢性病;
3. 代为配药一般到老年人居住地所在区域范围内的医疗机构;
4. 代为配药应做到当面清点钱款和药物等。

多知道点

  社区居家养老服务,是以家庭为核心、以社区为依托,依靠专业化的服务,为经济和生活自理困难的居家老年人,提供以生活照料等为主要内容的社会化服务。目前,主要有两种形式:一是由经过专业培训的服务人员上门为老年人提供照料服务;二是在社区创办老年人日间服务中心,为老年人提供日托服务。

  社区居家养老服务内容为:依托社区养老服务资源,为60周岁及以上有生活照料需求的居家老年人提供或协助提供生活护理、助餐、助浴、助洁、洗涤、助行、代办、康复辅助、相谈、助医等服务。

《社区居家养老服务规范》具体规定了各项服务的内容和标准，助医服务规定为：

1. 基本内容

（1）陪同就诊；

（2）代为配药。

2. 服务要求

（1）陪同就诊的情形为：

　　常见病、慢性病复诊；

　　辅助性检查；

　　门诊注射、换药。

（2）陪同就诊应注意途中安全。

（3）及时向老人家属或其他监护人反馈就诊情况。

（4）代为配药的范围为诊断明确、病情稳定、治疗方案确定的常见病、慢性病。

（5）代为配药一般到老年人居住地所在区域范围内的医疗机构。

（6）代为配药应做到当面清点钱款和药物等。

第八节 万一张阿姨需要助餐服务，怎么办？

 情景案例

70岁的张阿姨，是上海本地人，享有社会低保，生活照料等级为"中度"，行动不便，做饭也有点困难，需要助餐服务，不知能否送餐上门？

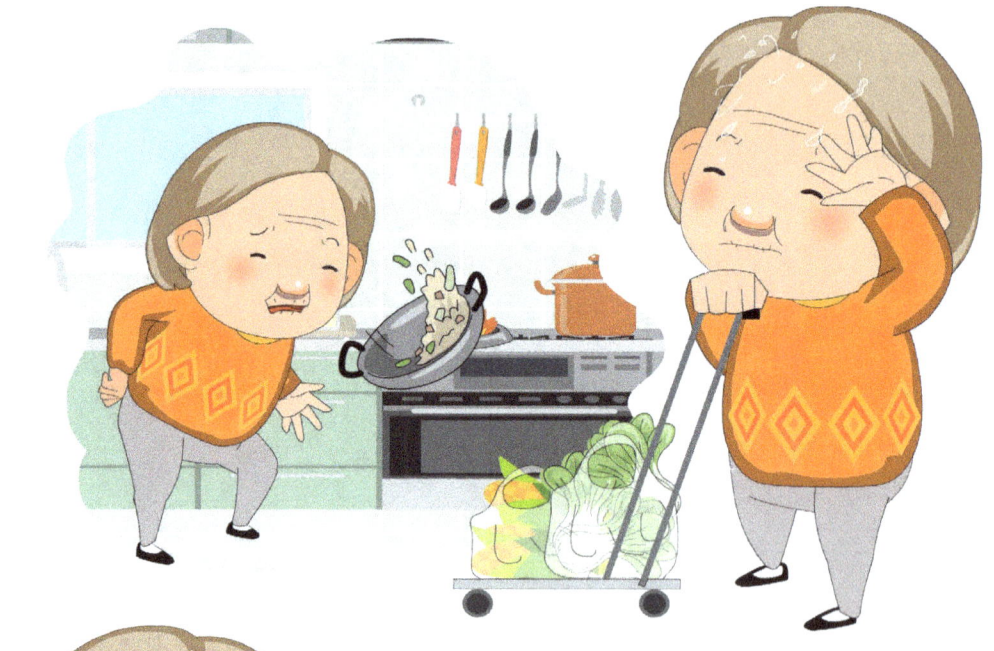

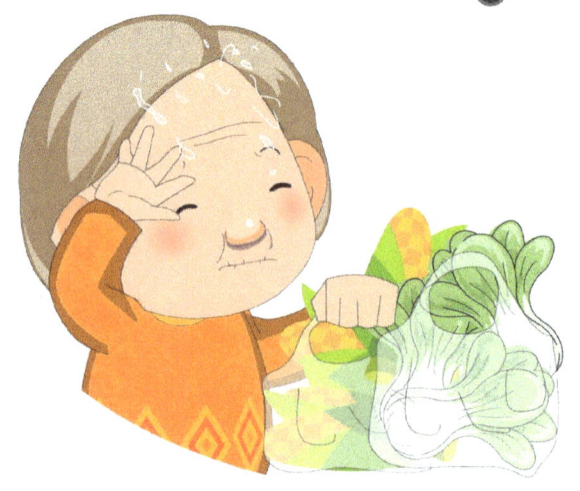

中度生活照料好，
还能享受着低保。
一日三餐不能少，
腿脚不好做饭难。

教授是否有妙招，
有妙招？

 **解决方案**

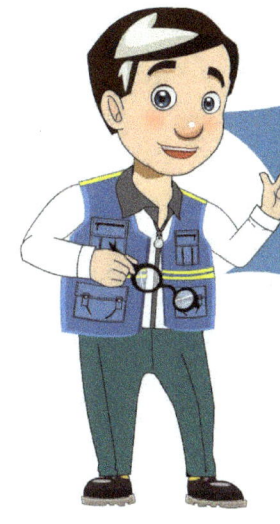

可以的，助餐服务有上门服务。

① 情景疏导：

俗话说"民以食为天"，人是铁饭是钢，一顿不吃饿得慌，首要解决的就是吃饭问题，这么重要的问题怎么可能没有办法解决呢？社会上流传着一种助餐服务的项目，送餐上门，保您无忧。

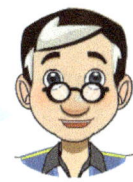

② 服务问答：

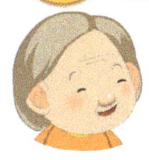

有没有具体的方法？

第一步：您可以到社区助老服务站填写《申请表》，约定服务时间、服务内容、服务费用。

第二步：评估员上门对您家进行养老服务需求评估，及时准确地填写评估信息、完成评估报告，并将评估结果提交社区助老服务站。

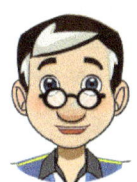

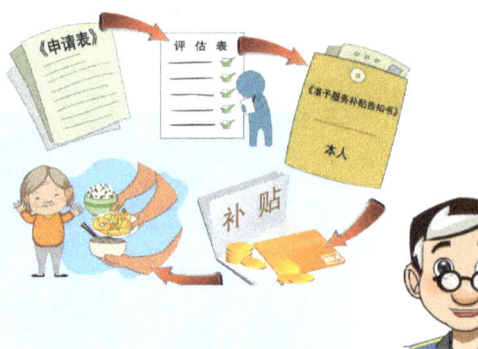

　　第三步：如果您符合补贴条件，社区助老服务站应对您提出初审意见，待居家养老服务指导中心审批后，向您发放一份《准予服务补贴告知书》。

　　第四步：社区助老服务站应根据核准的服务补贴金额和您的实际服务需求，确定服务内容，发放服务费。

　　第五步：根据您的需要，提供上门服务。

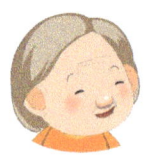

　　如果我的申请没有获得审批，会不会及时通知我呢？好让我有个其他计划。

　　如果您不符合补贴条件，会向您发放《不予以服务补贴告知书》。您如果对告知结论有异议，可在收到告知书之日起五个工作日内，向街道或社区居委会申请复检评估。

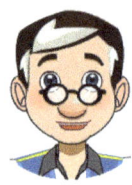

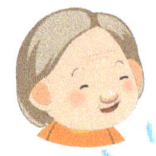

　　太棒了，听您一席话，以后就可以饭来张口了。

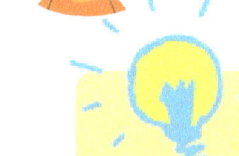

小贴士

1. 居家养老服务有全天服务、定时服务和日间服务三种形式；
2. 每天有固定的套餐可供选择；
3. 餐费自理；
4. 自费社区服务不需要评估和审批。

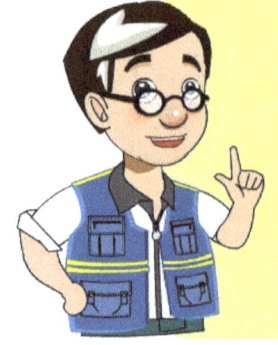

 **多知道点**

《关于全面落实2008年市政府养老服务实事项目进一步推进本市养老服务工作的意见》要求推进老年人助餐服务，设立社区老年人助餐服务点，重点满足高龄老人中有助餐需求的独居、纯老家庭老年人及生活自理有困难的低收入老年人的助餐服务需求。

居家服务安排

1. 照料评级为"轻度"的老年人一般在社区接受社区居家养老服务；
2. 照料评级为"中度"及以上的老年人在区县民政部门指定的养老机构接受机构养老服务时，其享受的养老服务补贴可用于抵扣养老机构护理费；
3. 确实需要留在社区接受上门服务的"重度"老年人，社区服务机构须安排具备初级以上养老护理等级证书的服务人员为其提供上门服务。

居家服务的机构

1. 社区居家养老服务社（社区助老服务社），是上门为居家老年人提供社区居家养老服务的机构；
2. 社区老年人日间服务中心，是日间集中为居家老年人提供社区居家养老服务的机构；
3. 社区老年人助餐服务点，是社区中为老年人提供膳食加工配制、外送、集中用餐等服务的场所。

《社区居家养老服务规范》具体规定了助餐服务

1. 基本内容
（1）集中用餐；
（2）上门送餐。

2. 服务要求

（1）符合国家和本市食品安全法律法规的规定；

（2）尊重老年人的饮食生活习惯；

（3）注意营养、合理配餐，每周有食谱；

（4）提前一周为用餐老人预订膳食；

（5）助餐服务点应配置符合老年人特点的无障碍设施；

（6）送餐运输工具应保持清洁卫生，餐具做到每餐消毒；

（7）助餐服务点及送餐运输工具应有统一的社区居家养老服务标识。

居家养老服务工作流程

1. 申请

（1）自费服务申请对象直接到社区助老服务站填写《居家养老服务申请表》，约定服务时间、服务内容、服务费用。

（2）服务补贴申请对象应接受经济状况审核，提交下列资料：户口簿、身份证、参保人员社保卡（医保卡）、养老金收入证明等复印件、相关医疗证明和由街道社会救助事务管理科出具的低保、低收入证明，填写《居家养老服务补贴申请表》。

2. 评估

评估员应当上门对服务补贴申请对象进行养老服务需求评估、应及时准确地填写评估信息、完成评估报告，并将评估结果提交社区助老服务站。

3. 审批

社区助老服务站应对符合服务补贴条件的申请人提出初审意见，报上级居家养老服务指导中心审批后，向符合补贴条件的老年人发放《准予服务补贴告知书》；向不符合补贴条件的老年人发放《不予服务补贴告知书》。申请人如对告知结论有异议，可在收到告知书之日起五个工作日内，向街道或社区居委会申请复检评估。

4. 服务确认

社区助老服务站应根据核准的服务补贴金额和老年人的实际服务需求，确定服务内容，发放服务费。

5. 服务提供

社区助老服务站应制定服务计划，安排服务人员，提供助餐、助洁、助急、助浴、助行、助医等服务内容。

6. 变更

社区助老服务站对确需调整照料等级的服务补贴对象应重新评估，确认服务补贴标准和服务内容。

7. 终止

社区助老服务站对不符合服务补贴条件的老年人应及时终止服务补贴。

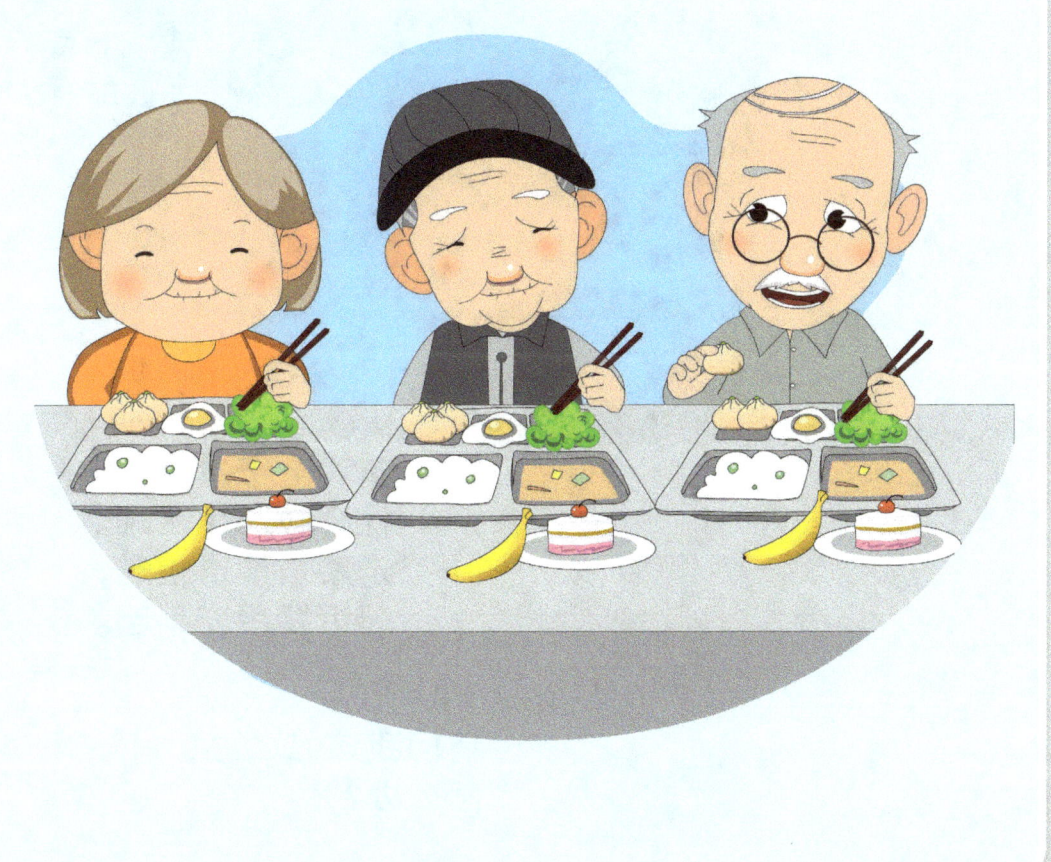

第九节 万一王爷爷想起诉却缴不起诉讼费，怎么办？

 情景案例

王爷爷七十多岁，一个人住，靠社会救济维生，他过马路时被撞倒，车主拒绝赔偿，王爷爷要起诉，但缴不起诉讼费用，不知道能否缓缴诉讼费？

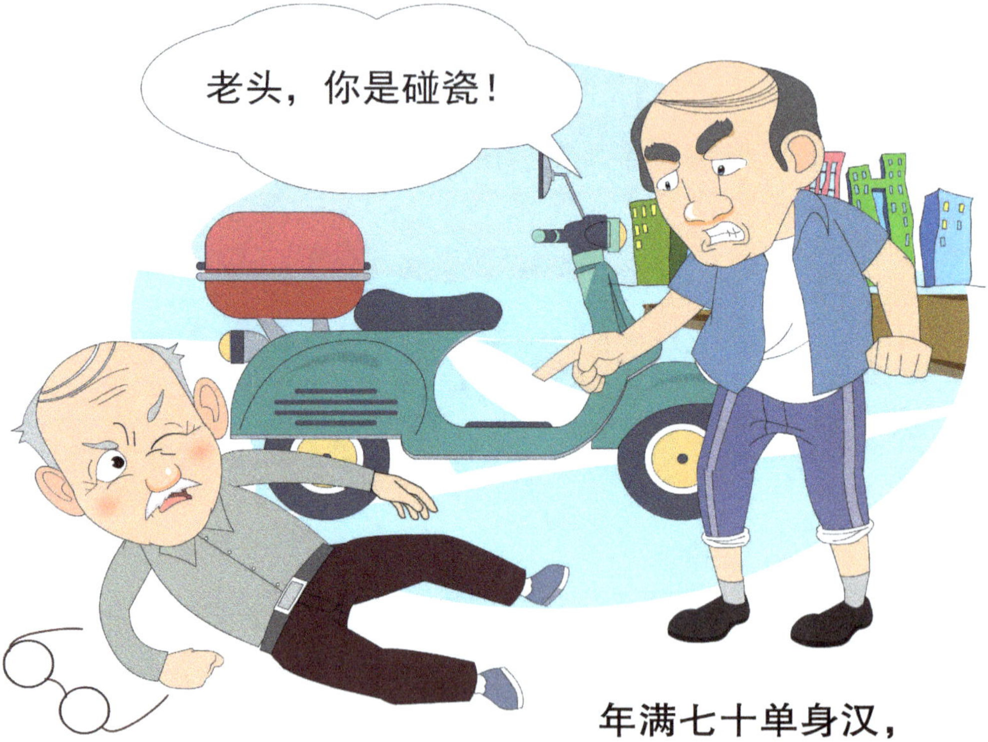

老头，你是碰瓷！

年满七十单身汉，
社会救助生活难。
走路被撞遭拒赔，
起诉费用交不起。

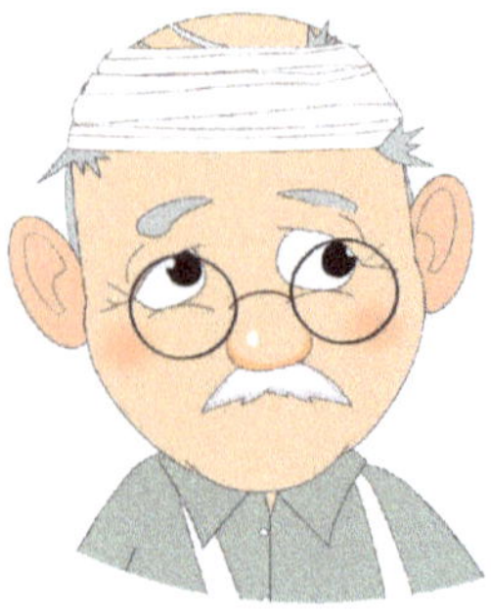

请问我该怎么办，
怎么办？

 **解决方案**

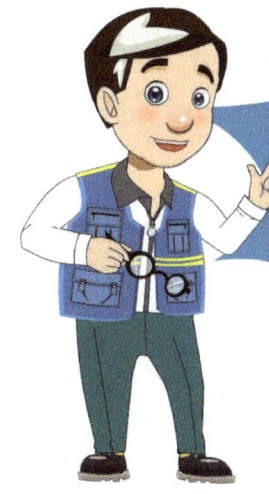

可以申请缓缓。

① 情景疏导：

现在有些年轻人，越来越没有道德素质，撞了人还拒绝赔偿，王爷爷可以通过法律手段要求其赔偿，缴不起诉讼费，可以申请缓缴。所以您不必悲伤不必难过，法律会还给您一个公道的，社会是关注弱势群体的。

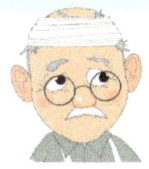

那我该怎么做呢？

② 服务问答：

首先，王爷爷您需要写一份《缓缴诉讼费申请书》。

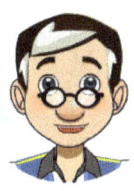

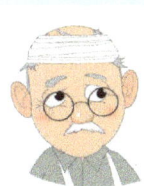

写完了，然后呢？

然后去一趟居委会，让居委会证明您确实家庭困难。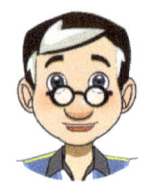

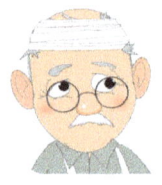只要这样就可以了吗？居委会的证明能有用处吗？

当然有用，居委会提交所在街道政府，王爷爷您就能得到一份孤寡老人证明，法院有了您的这张证明，就能让您缓交缴起诉费。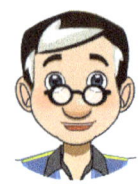

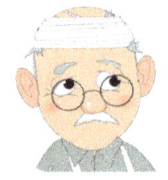可是我有特殊困难，居委会无法证明怎么办？

这个您放心。如果有特殊困难无法提供资料，您可以向法院申请，由法院进行调查取证。通过司法途径，您就可以顺利拿到赔偿费了。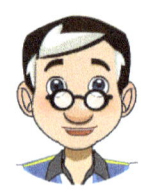

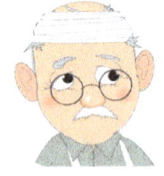如果官司没有打赢，我是否还要继续支付诉讼费呢？

诉讼费一般由败诉方承担，如果您的官司输了，那么您需要在法院判决之后缴纳诉讼费。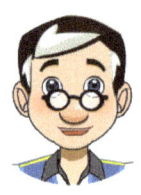

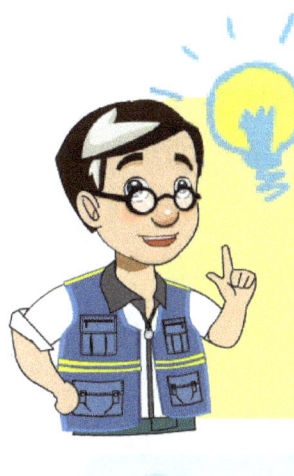

小贴士

1. 起诉立案时，申请缓缴诉讼费；
2. 也可以在收到缴费通知书时申请缓缴诉讼费（在规定的期限届满前提出申请）。

 **多知道点**

所谓诉讼费，是指当事人向人民法院提起民事、经济、海事、行政等诉讼时，依照有关法律的规定，向人民法院缴付的费用。

《老年人权益保障法》第五十五条规定，老年人因其合法权益受侵害提起诉讼缴纳诉讼费确有困难的，可以缓缴、减缴或者免缴；需要获得律师帮助，但无力支付律师费用的，可以获得法律援助。

《诉讼费用缴纳办法》第四十四条规定，当事人缴纳诉讼费用确有困难的，可以依照本办法向人民法院申请缓缴、减缴或者免缴诉讼费用的司法救助。

实施司法救助的根本目的，在于确保经济有困难的人也能打得起官司，也能通过国家的司法救助来维护自身的合法权益。

当事人申请司法救助，符合下列情形之一的，人民法院应当准予免缴诉讼费用

（一）残疾人无固定生活来源的；

（二）追索赡养费、抚养费、抚育费、抚恤金的；

（三）最低生活保障对象、农村特困定期救济对象、农村"五保"供养对象或者领取失业保险金人员，无其他收入的；

（四）因见义勇为或者为保护社会公共利益致使自身合法权益受到损害，本人或者其近亲属请求赔偿或者补偿的；

（五）确实需要免缴的其他情形。

当事人申请司法救助，符合下列情形之一的，人民法院应当准予减缴诉讼费用

（一）因自然灾害等不可抗力造成生活困难，正在接受社会救济，或者家庭生产经营难以为继的；

（二）属于国家规定的优抚、安置对象的；

（三）社会福利机构和救助管理站；

（四）确实需要减缴的其他情形。

人民法院准予减缴诉讼费用的，减缴比例不得低于30%。

当事人申请司法救助，符合下列情形之一的，人民法院应当准予缓缴诉讼费用

（一）追索社会保险金、经济补偿金的；

（二）海上事故、交通事故、医疗事故、工伤事故、产品质量事故或者其他人身伤害事故的受害人请求赔偿的；

（三）正在接受有关部门法律援助的；

（四）确实需要缓缴的其他情形。

当事人申请缓缴诉讼费用经审查符合本办法第四十七条规定的，人民法院应当在决定立案之前作出准予缓缴的决定。

司法救助后的诉讼费用的承担：

人民法院决定对一方当事人司法救助，对方当事人败诉的，诉讼费用由对方当事人缴纳；拒不缴纳的强制执行。对方当事人胜诉的，可视申请司法救助当事人的经济状况决定其减缴、免缴诉讼费用。决定减缴诉讼费用的，减缴比例不得低于30%。属于孤寡老人、孤儿和农村"五保户"以及正在享受城市居民最低生活保障、农村特困户救济或者领取失业保险金，无其他收入的司法救助申请人，应免缴诉讼费用。

《诉讼费用缴纳办法》具体规定了提交申请应提供的材料

当事人向人民法院提出司法救助的申请时，应同时提交相应的证明材料：

1. 确有经济困难的当事人申请司法救助时，应提交由所在街道（乡、镇）政府、民政部门或者工作单位出具的证实其经济确有困难的证明；

2. 下列当事人提出司法救助申请时，还应当提交由所在街道（乡、镇）政府、民政部门、司法部门或者工作单位出具的有关证明：

（1）孤寡老人、孤儿或农村"五保户"；

（2）没有固定生活来源的残疾人；

（3）国家规定的优抚对象；

（4）正在享受城市居民最低生活保障或者领取失业救济金，无其他收入的；

（5）因自然灾害或其他不可抗力造成生活困难，正在接受国家救济，或者家庭生产经营难以为继的；

（6）正在接受有关部门法律援助的，对当事人有特殊困难、无法提供证明材料的，受理法院应当进行必要的调查；

（7）当事人为福利院、孤儿院、敬老院、优抚医院、精神病院、SOS儿童村等社会公共福利事业单位或者社会福利企业的，还应提交其上级主管部门或者民政部门出具的证明。

若申请缓缴、减缴或免缴上诉案件的费用，还应附上一审判决书，上诉书和缴纳上诉费通知书。

司法救助的申请及证明材料

一、申请的时间：当事人申请司法救助，可以在立案同时提交或在收到预交案件诉讼费用、执行费用的通知后七日内，向受理该案的人民法院提出缓缴、减缴、免缴诉讼费、执行费的申请。

二、应当提交的材料：当事人申请司法救助，应当提交本人身份证明、书面申请和其他证明材料。

第十节 万一张阿姨要办敬老卡，怎么办？

 情景案例

张阿姨是上海人，今年刚好满70周岁，可以办理敬老卡。敬老卡卡面上印有"敬老服务专用"字样，作为本市70周岁以上老年人免费乘车的唯一凭证，同时作为老年人享受尊老社会优待服务的凭证。但是张阿姨不知道如何才能申请敬老卡？

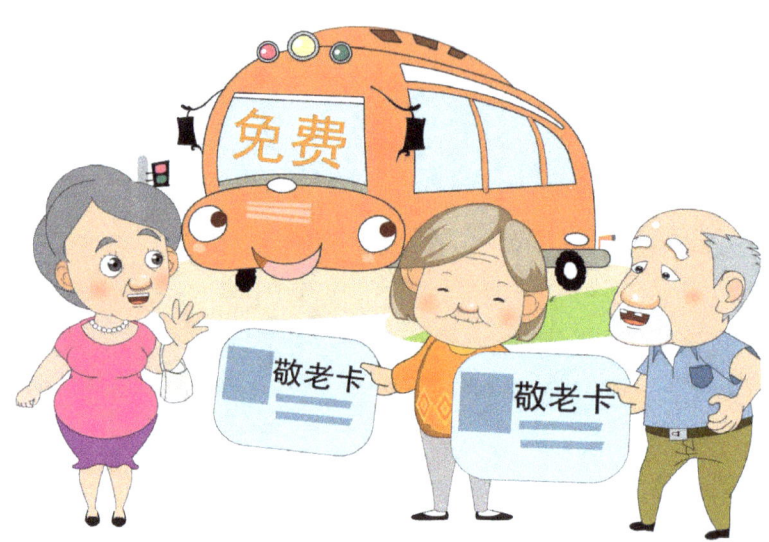

身居上海福利好，
七十可用敬老卡。
免费乘车享优待，
尊老爱幼树新风。

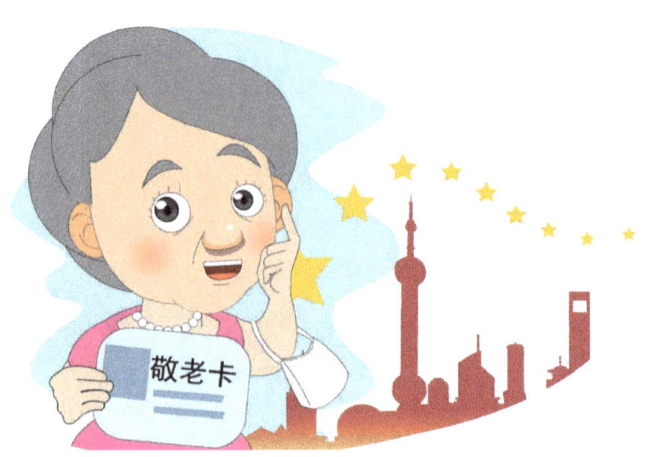

持卡还需要续卡。
别忘续，别忘续！

 **解决方案**

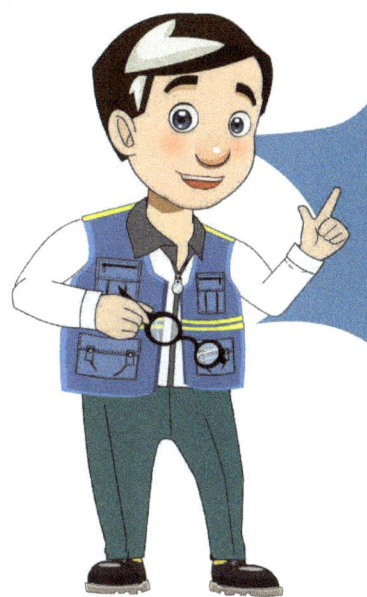

具有本市户籍、且年满70周岁的市民等符合相关部门规定的持卡人可前往就近的街镇社保卡受理网点办理敬老卡，并需要及时续卡。

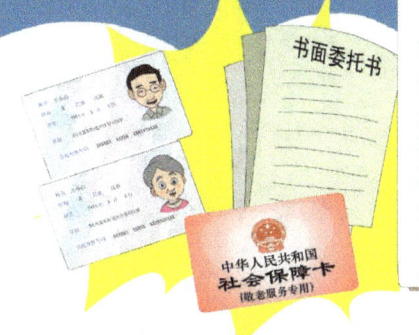

 **情景疏导：**

随着社会发展，上海的公交福利越来越多。据规定，具有本市户籍、且年满70周岁的市民等符合相关部门规定的持卡人可前往就近的街镇社保卡受理网点办理敬老卡，并且提醒您别忘记续卡。

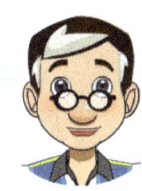

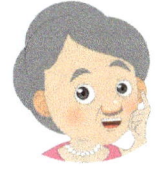

还需要续卡？我以为办完了就一直用到底。

 服务问答：

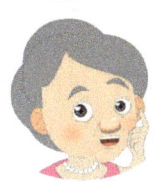

去年六月我办了一张，今年需要续期吗？

敬老卡的确有续期时间，但是今年您不用续期。第一次续期时间为敬老卡面制卡日期满两年后的第一个生日当月，也就是明年六月过后您的第一个生日当月需要续期。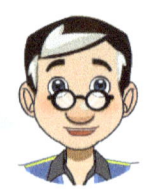

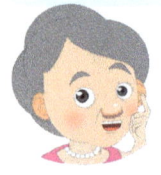我的生日在九月，所以我需要在明年九月进行续期，是吗？

没错。第一次续期以后，每隔两年在生日当月办理续期手续就行了。各网点续期受理时间为：周一至周五9：00~16：30。只要不是周末都可以去。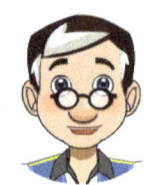

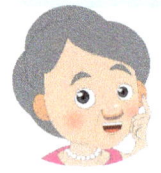多谢提醒，我正打算周末去呢。那办理手续时我需要带什么吗？

这是一个需要注意的问题。您自己去办时，须带上您的敬老卡，若是您孩子替您代办时，须带上您的敬老卡、身份证、签名或盖章的书面委托书以及您孩子的身份证。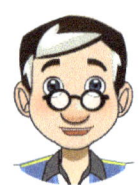

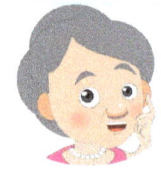原来如此。楼下王阿姨是浙江户口，今年和我同岁，她能办理敬老卡吗？

王阿姨是不能办的。没有上海户籍不能办理上海敬老卡，上海老人年满70周岁才能办理。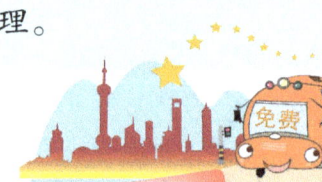

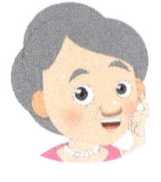有上海户籍才能办理敬老卡啊！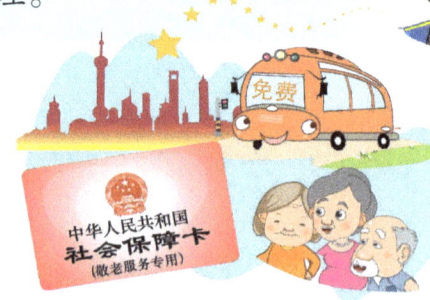

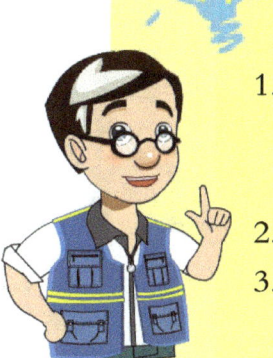

小贴士

1. 持卡人到了应续期时间而没有及时办理续期手续的，会影响敬老卡在公共交通领域的正常使用，应尽快到就近的社保卡受理网点补办续期手续。
2. 请不要把自己的敬老卡借给他人使用。
3. 敬老卡办理续期不需要任何手续费。如出现需要补换卡的情况，则需要另外缴纳工本费25元。

多知道点

一、持上海敬老卡不可以用的情况一般为：

1. 磁浮线、机场专线和旅游线不可使用；
2. 上海到江苏、浙江等外省的轮渡不可使用。例如：崇海汽渡和芦潮港码头、金山码头的轮渡；
3. 上海到外省的公交线路在位于外省的车站上车。例如：上浏线、嘉华线在浏河汽车站上车不可使用；
4. 外省进入上海的公交，属于外省的，比如安亭的昆山102路，嘉定北站这边的太嘉线，枫泾汽车站这里的枫嘉线。

二、上海敬老卡每满两年即自动停用，持卡人需到原发卡街道社区服务处激活后，方可继续使用。

三、敬老卡可以到街道社区服务处查敬老卡等卡号，到时候请有关同志到相关机器上就可以查询信息了。

四、本市70周岁以上老年人凭红色社保卡享受优惠的规定：

1. 规定工作日上、下班高峰（7:00～9:00，17:00～19:00）为禁止持敬老卡免费乘坐时段，持敬老卡的老年乘客如需乘坐的，仍需购票或使用公共交通卡乘车；
2. 在工作日（7:00～9:00，17:00～19:00）禁卡时段外可以免费乘车，节假日全天免费乘车；
3. 如果由于长假调休，工作日是在双休日的，则不受此时段限制；

4.如在禁卡时段前已免费乘坐的，可以在禁卡时段内继续乘至本次到站下车或出站；

5.旅游、游园、观光或参加展会可以享受折扣价；

6.有些要排队的地方，如医院、银行、车站等可以优先。

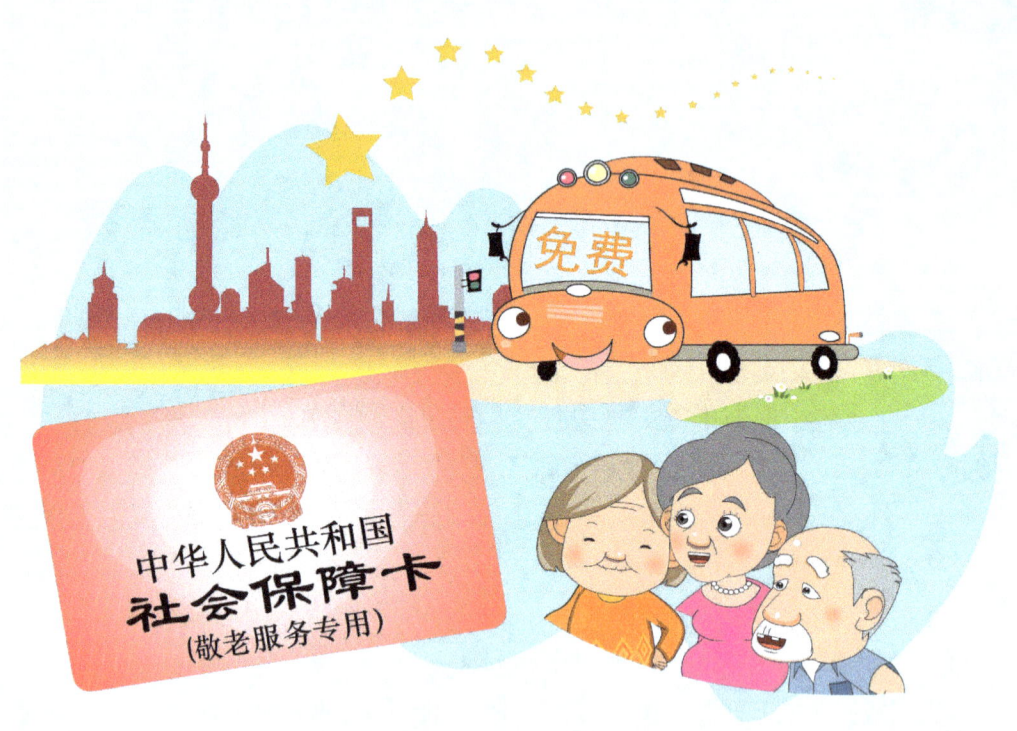

第十一节 万一王先生想反映老年活动室被非法占用，怎么办？

 ## 情景案例

王先生是上海本地人，已经退休好几年了，最近女儿出嫁了感觉很无聊，想加入小区的老年活动室找找乐子，但是他去了本社区的老年活动室，却看到老年活动室被居委会私自出租，改成棋牌室，里面烟雾缭绕。王先生感到非常气愤，但是不知道怎么向上级反映这一事件？需要准备些什么材料？

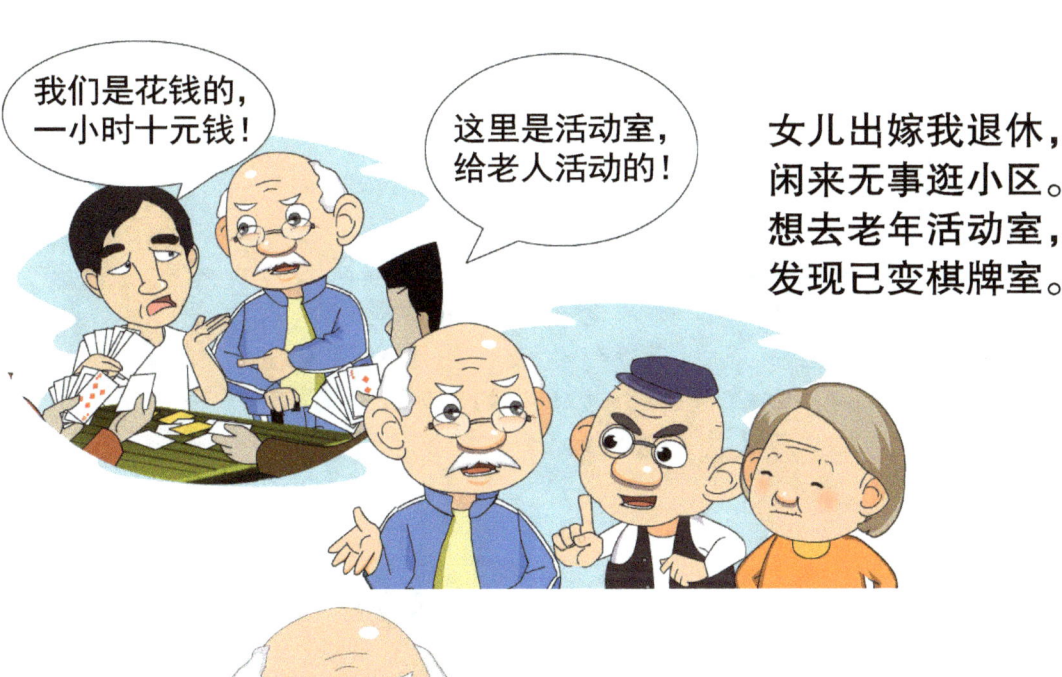

女儿出嫁我退休，
闲来无事逛小区。
想去老年活动室，
发现已变棋牌室。

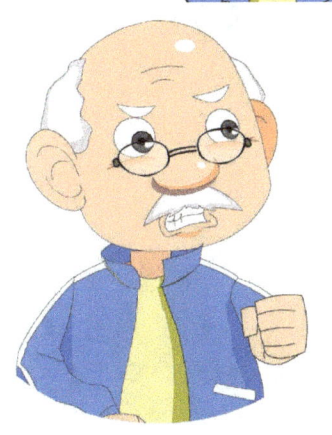

如何维权愁苦我，
愁苦我！

 **解决方案**

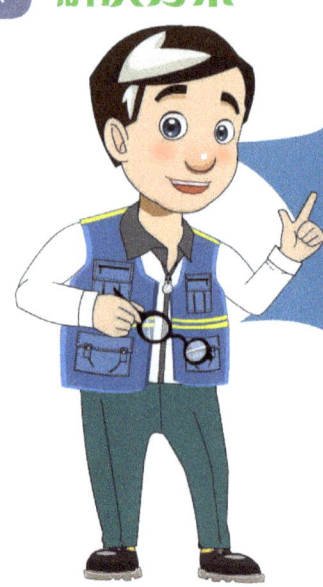

居委会为了谋取私利非法侵占你们的活动场所，必须要捍卫自己的权益。

 **情景疏导：**

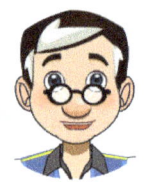

社会老龄化问题日趋严重，社区越来越成为许多老年人的另一个"家"，社区老年活动中心是老年人晚年幸福生活的可靠保证。居委会非法占用老年活动室，私自改成棋牌室，严重侵犯了老年人的权利，这是触犯法律的。请您放心，只要是正义的就一定会得到维护的。

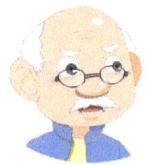

好的，我们有捍卫娱乐空间的决心，请教授告诉我们具体操作流程吧。

 **服务问答：**

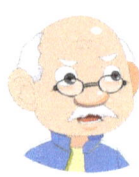

老年活动室归属物业管理，被私自占用，物业是否也有监管不当的责任呢？

物业有维护小区公共用房合法权益的权利，任何部门和单位都不得擅自霸占、出租、出卖或收缴小区公共设施，物业未经允许搬到社区活动室办公，是对小区公共财产的侵犯。物业有责任把占用的老年活动室退回来，恢复原来的老年活动室。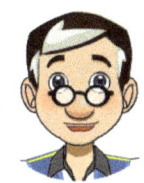

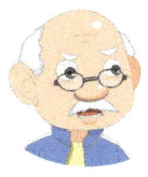居委会作为居民自我管理、自我教育、自我服务的基层群众性自治组织明知故犯，那么作为群众，我们该如何维权呢？

找对方法是关键。首先，拍下老年活动室被占用的照片作为证据。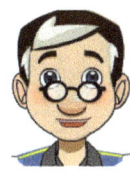

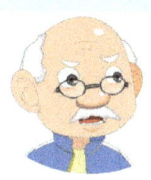然后呢？拍出来的照片要给哪个部门呢？

您可以先去找居委会或者物业协商，看看能不能和平解决这一事件，大事化小，小事化了，创造和谐社会。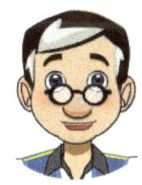

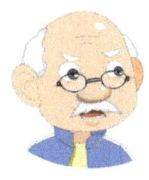但是对方的态度仍旧很强硬，我该怎么办呢？

如果走到了这一步，那就拿出证据来，不能一味地让步。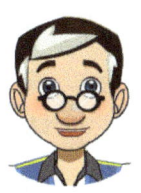

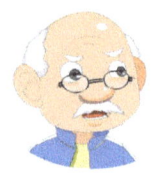
拿出证据来以后呢？万一治不了他们怎么办？

拿出证据若是妥协就好说，若依旧态度强硬，那就拿出撒手锏——通过法律途径来解决。
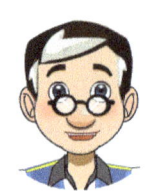

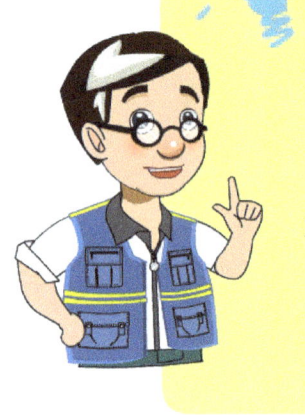

小贴士

1. 对于原有的老年活动室，因为没有相应的法律法规规定，所以社区只是对赌资数额过大的现象进行监管，至于活动室里玩什么他们也无法干涉。
2. 社会工作人员认为解决老年活动室被占用问题最好的办法是由上级部门来出面解决，在制度建设上下功夫，制定相关规定，并由相关部门来具体操作。

多知道点

为了办好老年活动室，加强管理，提供优质服务，依法开展活动，使之成为安全、文明、和谐的活动场所，应以《中华人民共和国老年人权益保障法》作为法律依据，制定老年活动室管理制度。

一、老年活动室是老年人学习娱乐、交流思想、沟通信息、建立友谊、加强团结、消除孤独、扩大交往的园地，室内应保持卫生整洁、环境优雅。

二、老年活动室的指导思想是：以"老有所乐"为中心，加强精神文明建设、破除迷信思想、崇尚科学文化，推动老年人精神文化健康发展。

三、老年活动室的服务对象是老年人，严禁未成年人参与活动。

四、老年活动室坚持自办、自养、自我巩固的发展原则，利用对外有偿服务的经费来维修和保养。

五、未经管理人员允许，不准擅自动用活动器材等一切室内设施，否则造成的器材、设施损坏和遗失等由当事人全部承担。

六、娱乐器材、报纸杂志概不外借。

七、增强防火防盗意识，防止意外事故发生，确保老年人的生命财产及室内公共财产的安全。

八、请爱护公物，节约水电，自行保管好随身携带物品，丢失概不负责。

九、老年活动室工作人员要认真履行职责，按时上下班，周到服务，礼貌待人，忠于职守，搞好本职工作。

十、老年活动者要自觉遵守室内规章制度，服从工作人员管理。

十一、老年活动室以丰富老年人精神生活为主，酌情收取茶水费用。

十二、老年活动室严禁赌博、打架斗殴等一切违法乱纪行为。

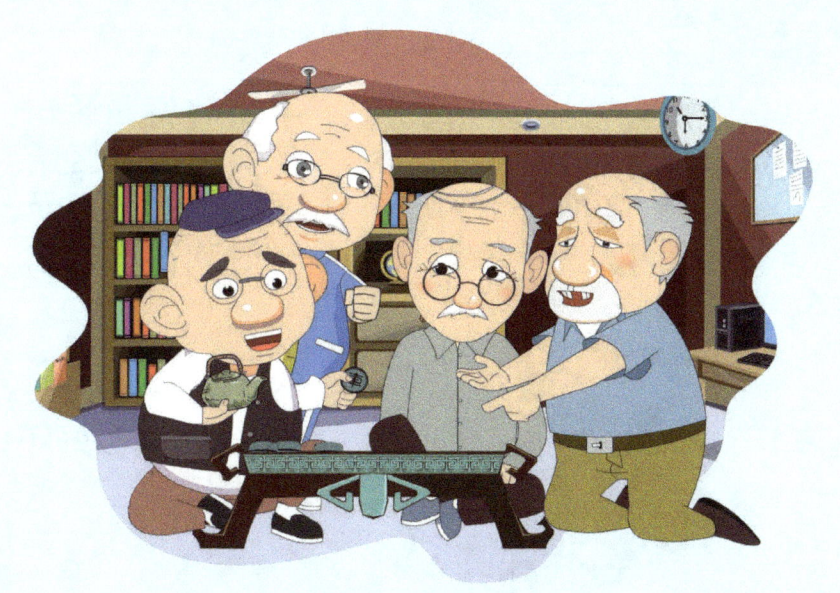

第十二节 万一李伯伯对社区的老年定期免费体检质量存有疑惑,怎么办?

 ## 情景案例

李伯伯是上海人,早上外出散步,看见小区门口贴出通知:社区医院将为五十周岁以上的老年人提供免费体检,体检项目包括测血糖、量血压等,前去体检的老人只须带好身份证和医保卡即可。李伯伯陷入沉思,现在每年他跟老伴的体检费就高达上万元,现在社区有免费体检,这是好事,但是体检质量有没有保证呢?

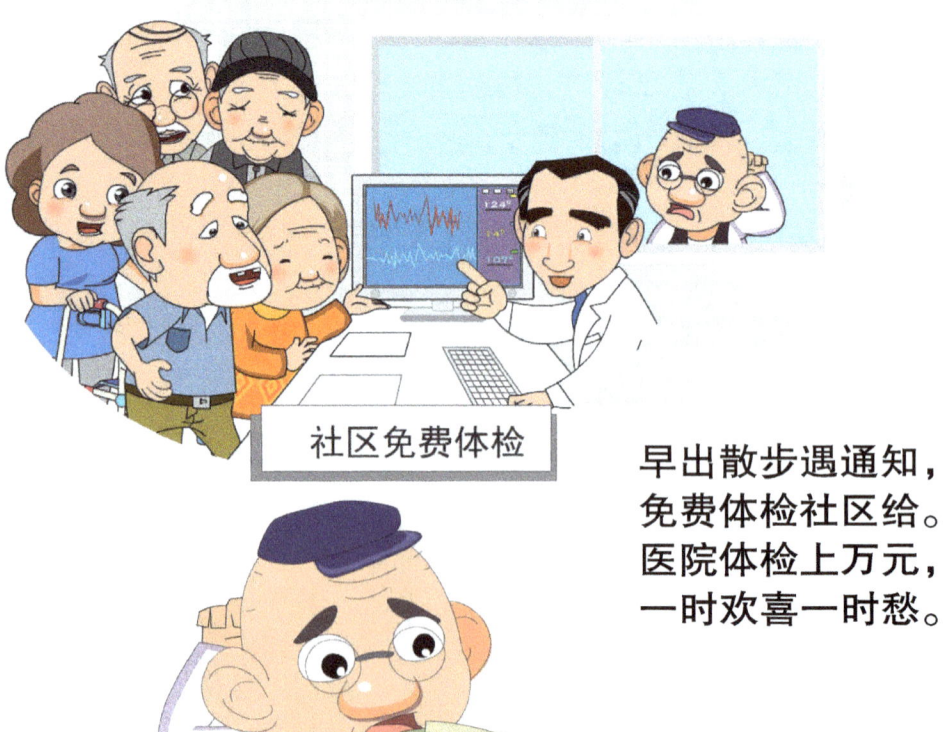

早出散步遇通知,
免费体检社区给。
医院体检上万元,
一时欢喜一时愁。

不知社区体检好不好,
好不好?

解决方案

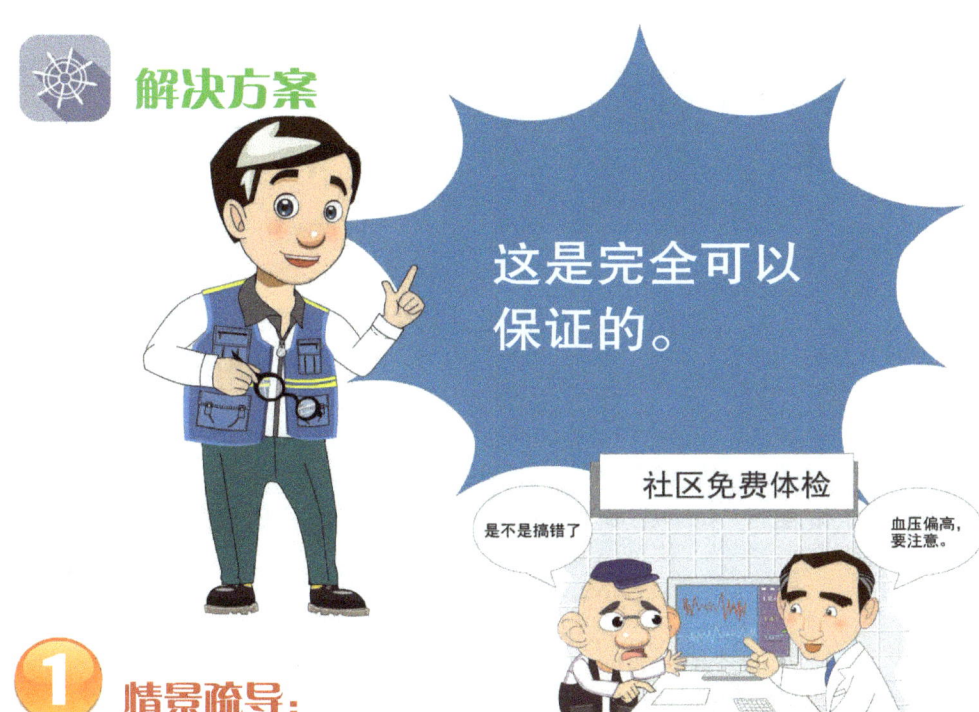

这是完全可以保证的。

社区免费体检
是不是搞错了
血压偏高，要注意。

❶ 情景疏导：

近年来，政府越来越为民考虑，除去交通福利，也为各个社区安排了老年人免费体检活动。作为政府活动，免费体检的质量自然有所保证。

那我就可以放心地接受免费体检了。

❷ 服务问答：

医院的收费那么高，我还是不放心。

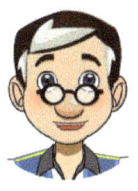

没事，不放心那就和医院对比一下。您可以带上身份证和医保卡来到社区医院，耐心等候各项检查。

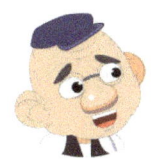

做完体检后呢？

您可以再去自己比较信得过的大医院体检一次,耐心等候检查结果。

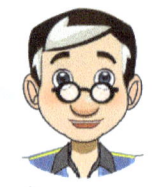

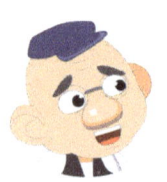

然后拿两次结果对比吗?

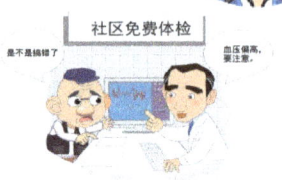

对的。把两次检查结果作个比较,解除心中的疑惑。若是结果相近,以后就可以少花这上万元去医院体检了。

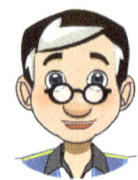

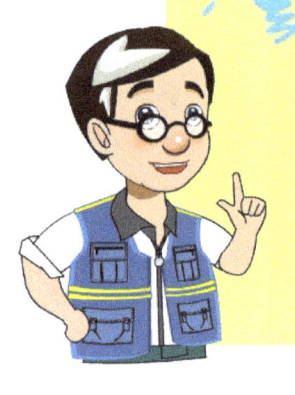

小贴士

1. 社区卫生服务机构将建立辖区老年人健康档案,老年人在社区就医还可享受绿色通道,挂号、治疗、取药服务都优先。
2. 有部分社区卫生服务项目还设有老年人体检专区,体现了社区对老年群体的关心与爱护。

 **多知道点**

作为一项惠及老年群体、呵护居民健康的民生工程,市卫生局正式发布了《上海市老年人健康管理服务规范》(以下简称《规范》)。根据《规范》的要求,未来本市各区县辖区内65周岁以上的老人,均可前往所在街镇的社区卫生服务中心,享受每年一次的免费健康体检服务。

体检方式包含三大类

据市卫生局介绍,此次发布的《规范》中明确规定,各区县的卫生部门必须根据居民自愿的原则，由老年居民所在辖区的社区卫生服务中心，每年集中为老年人提供一次健康体检。

具体体检方式包括三大类，即生活方式询问、一般体格检查和辅助检查，并应该及时告知老人的健康检查结果。健康管理服务内容应在健康档案中进行更新。鼓励社区卫生服务中心将老年人在其他符合资质机构的健康体检结果导入健康档案。

此外，市卫生局还要求各区县的卫生管理部门加强与街道（乡、镇）、居（村）委会、派出所等相关部门的联系，掌握辖区内老年人口信息变化。加强宣传，告知服务内容，使更多的老年人愿意接受服务。每次健康检查后，体检执行单位应及时将相关信息记入居民健康档案。

对于已纳入慢性病健康管理的老年人，本次健康管理服务可作为一次随访服务。同时，市卫生局还积极倡导应用中医药方法为老年人提供养生保健、疾病防治等健康指导。

有家庭医生可享自选项目

在《规范》中看到，本市的老年人健康管理服务分为必选项目和自选项目，各区县可根据本辖区老年人实际需求、社区卫生服务中心的服务能力和辖区财力情况适当设立自选项目，接受自选项目的老年人必须是与家庭医生签约的服务对象。

必选项目中的体格检查包括脉搏、呼吸、血压、身高、体重、腰围、视力、皮肤、浅表淋巴结、心脏、肺部、腹部等常规项目。辅助检查则包括血常规、尿常规、肝功能、肾功能、空腹血糖五项。体检中如发现已确诊的高血压和糖尿病等慢性病患者，则将被纳入相应的慢性病患者健康管理。

自选项目增加了健康评估：包括老年人健康状态自我评估、老年人生活自理能力自我评估、老年人认知功能、老年人情感状态、中医体质辨识五项评估。并且增加了心电图检测、乙型肝炎表面抗原、癌胚抗原、甲胎蛋白、多脏器B超、胸部X线片等外加检测项目。

第十三节 万一王叔叔因病需要提前退休，怎么办？

 ## 情景案例

王叔叔是上海一家工厂的技术员，还有三年就可以退休了，但是今年在医院查出患有严重的颈椎病，不宜继续上班工作，医生建议马上退休静养。但是王叔叔不知道自己可不可以申请提前退休，想要获得法律上的咨询。

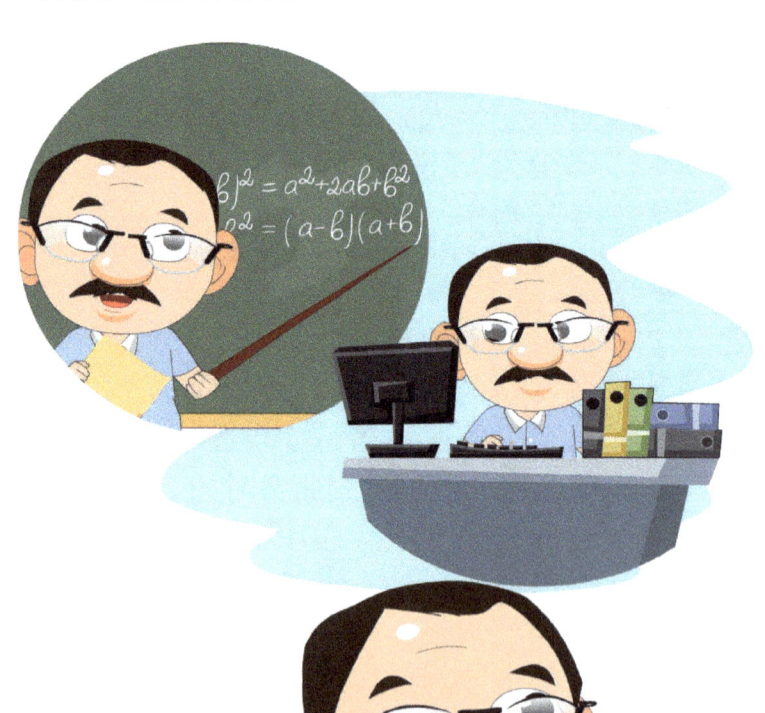

未到年龄需退休，
工作职责难坚守。
带病工作体堪忧，
提前退休把病养。

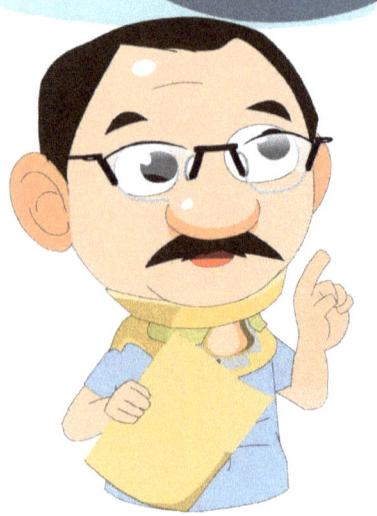

不知有何好计谋，
好计谋？

 **解决方案**

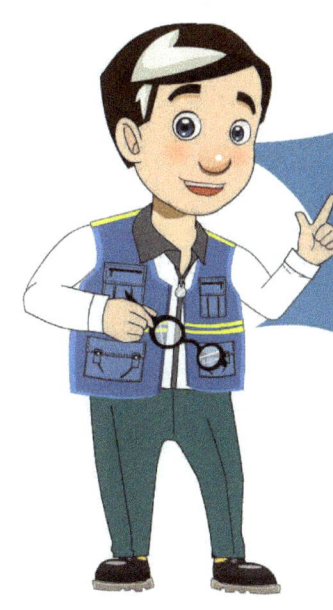

提前退休的申请很简单,但是需要满足几个条件。

 **情景疏导:**

身体是革命的本钱。垮了身体谈什么革命,身体不好工作也做不好,身体健康才是最重要的,留得青山在不怕没柴烧。严重的颈椎病不宜长时间连续地工作,建议还是回家歇着,可不能因为退休前的三年而影响了晚年健康,我支持王叔叔的选择,所以我必须给您答疑解惑。

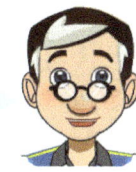

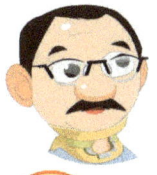

非常感谢!

 **服务问答:**

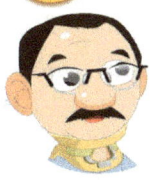

提前退休要满足什么条件呢?

1. 男性年满50周岁，根据王叔叔现在的年龄情况是满足这一条件的；

2. 1992年底以前参加工作的连续工龄和1993年1月以后的实际缴费年限满10年；1993年1月1日以后参加工作，实际缴费年限满15年，王叔叔参加工作已经有三十多年，满足这一条件；

3. 经市劳动能力鉴定中心做出因病完全丧失劳动能力的鉴定结论，拿到鉴定书；

最后提交提前退休申请书，静候消息就可以了。

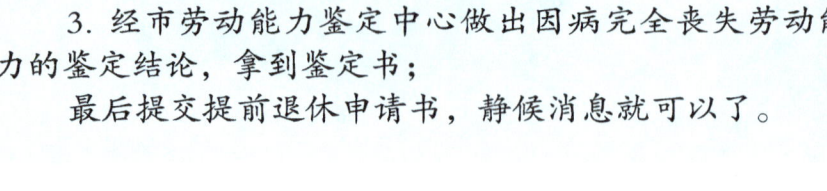

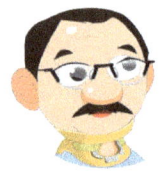

三十多年主攻专业不问世事，对办理程序一无所知怎么办？

不要紧，只要按我说的做就可以了。带上劳动能力鉴定中心或者市劳动能力鉴定委员会出具的丧失劳动能力鉴定结论书原件和《因病丧失劳动力提前退休（职）审批表》这两份材料。去社保经办机构办理。

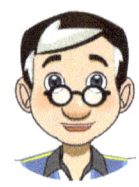

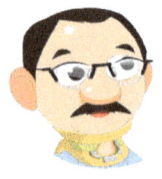

我的申请是符合政策规定的，但是我申报的材料不齐或者不符合法定形式，该怎么办？

这你不必担心，区（县）社保经办机构应当场出具《补正材料通知书》，一次告知需要补正的全部内容。按照他们说的做就好了。

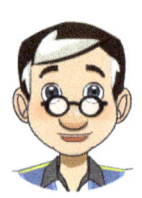

小贴士

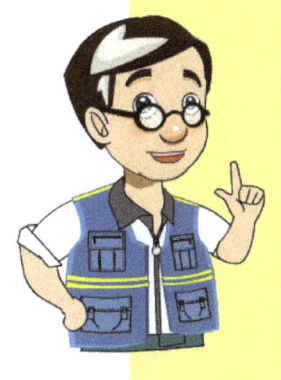

1. 男年满60周岁，女干部年满55周岁，女工人年满50周岁；从事高空和特别繁重体力劳动工作累计满10年、从事井下和高温工作累计满9年或从事其他有害身体健康工作累计满8年的，退休年龄为男年满55周岁，女年满45周岁。
2. 曾从事过两个以上提前退休工种工作的人员，其从事某一提前退休工种的工作年限达不到提前退休的工作年限，可以将从事两个以上提前退休工种的工作年限相加，并按从事提前退休工种要求工作年限长的年限执行。

多知道点

提前退休主要原因

通过调查了解到主要有以下几方面的原因：

1. 职工方面的原因。职工出于自身利益的考虑，与其在效益不佳的企业被拖欠工资，还不如投靠社会保险这棵大树旱涝保收。如果自己再有一技之长，退休后有了稳定的养老金收入，再被其他企业所聘用。

2. 企业受经济利益驱动所致。许多企业，特别是国有大中型企业人员负担沉重，千方百计地钻提前退休的空子。为职工办理了提前退休后，既减少了工资开支，又减少了保险福利费用，减员就成为他们增效的重要手段之一。

3. 地方政府的助长行为。地方政府出于地方经济发展和地方稳定的局部利益考虑，遇到过不了的坎时，就会纷纷给劳动保障部门施压，甚至以"摘帽子"相威胁，迫使批退，再加上现行政策缺乏有效的对地方政府责任的约束，必然助长了提前退休。

4. 现行政策不够完善。尽管国家对此三令五申，劳动保障部也多次对各部门"提前退休工种"进行清理整顿，但迄今为止尚未有一部全国统一的、具有权威性的法律文件，而现行的政策也不够严密，操作性都不强，致使劳动保障部门执行起来困难重重。

提前退休年龄

属于特殊工种必须年满55周岁，特殊工种提前退休的规定是：男年满55周岁，女年满45周岁；从事井下、高空、高温、特别繁重体力劳动和其他有害身体健康工作的，无论是现在从事这类工作或者曾经从事过这类工作，都需具备下列条件之一的，才能按照《国务院关于工人退休、退职的暂行办法》第一条第（二）项办理提前退休：

（一）从事高空和特别繁重体力劳动工作累计满十年的；

（二）从事井下、高温工作累计满九年的；

（三）从事其他有害身体健康工作累计满八年的。

第十四节 失独王大妈万一失去经济来源需要经济补贴，怎么办？

 情景案例

上海居民王大妈今年痛失爱子，她早年与丈夫已经离婚，可怜的王大妈现在孤苦无依，晚景十分凄凉。根据现在的国家政策，王大妈可以获得哪些经济上的补贴？应当如何申请？

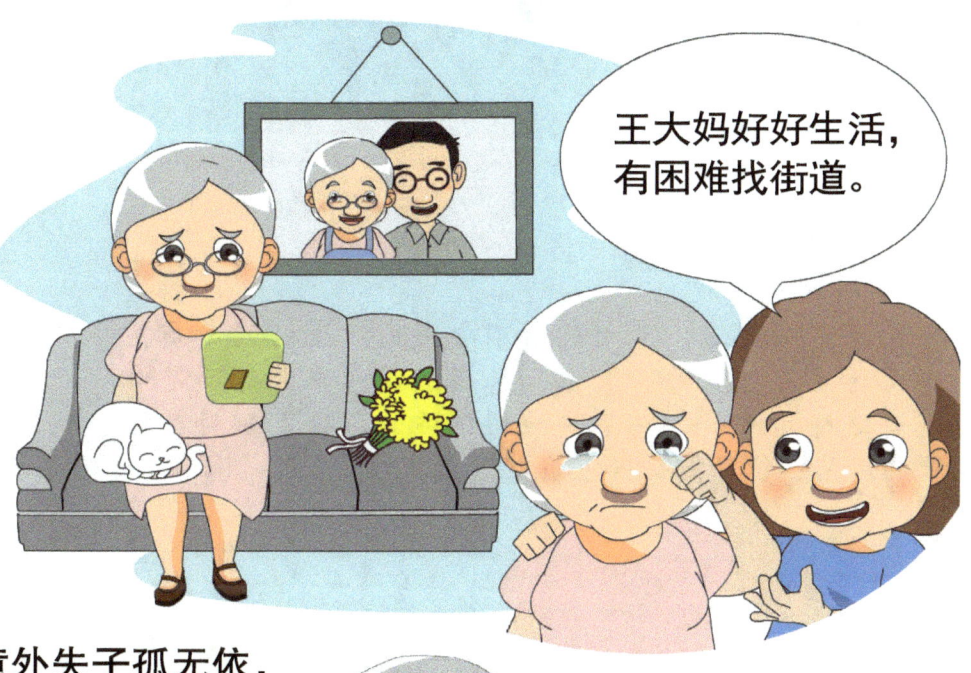

王大妈好好生活，有困难找街道。

意外失子孤无依，
早年丈夫已离去。
无夫无子无收入，
依靠补贴在维持。

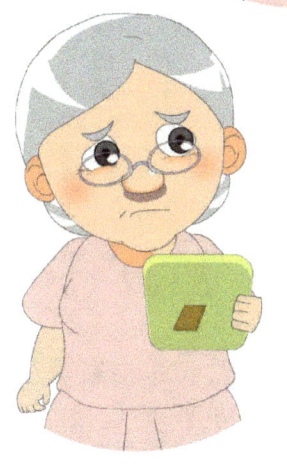

年迈不知补贴怎么算，怎么算？

解决方案

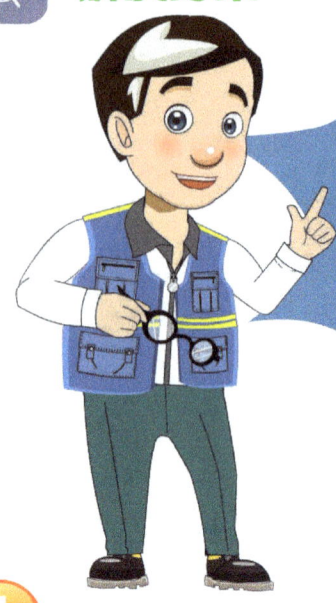

符合失独情况的上海无再生育可能的"失独"家庭达几千户,由区县政府给予每人每月150元的"扶助金"调整为每人每月250元~300元,调整一次性补助金为上千元。

 **情景疏导:**

天无绝人之路,王大妈请不要丧失对生活的希望,上海无再生育可能的"失独"家庭达几千户,也不是唯独您有这样的遭遇,也不要抱怨命运的不公,政府是您坚强的后盾,您只需要去申请就可以了。

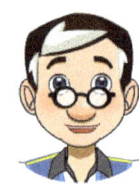

 服务问答:

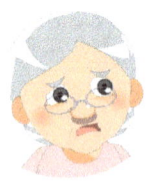

可是我要怎么申请?

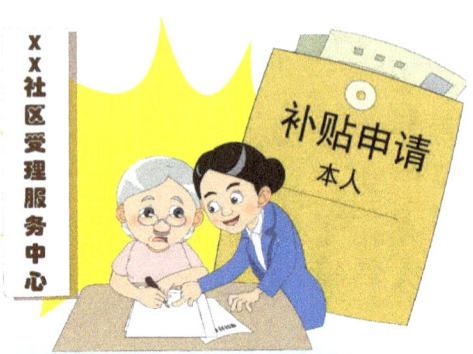

第一步:补贴申请人向所在街道(镇)社区事务受理服务中心进行咨询。

第二步:符合条件的家庭,通过家庭户籍所在地的社区申请,经社区初审,街道办事处复核,区(县)

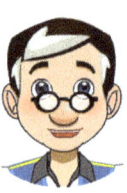

人口计生行政部门审核确认后,由各区县委托金融机构代理发放。
第三步:根据核定的补贴额度,发放补助金。

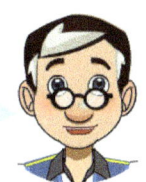

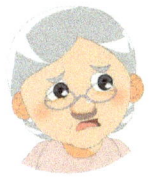

我尚有些存款,不知能维持几日,请问"失独"家庭补助的审批,需要多长时间?

地点不同时间也不一样,在上海的话,当月申领,次月就可以拿到手。

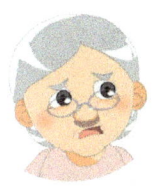

太好了,只要办理一次我就可以终身享有补贴了。

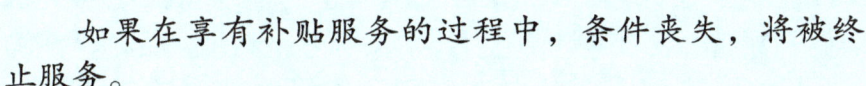

如果在享有补贴服务的过程中,条件丧失,将被终止服务。

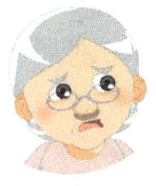

那我还想重组家庭,想要领养个孩子,这样是不是就不再享受补助政策了?

家庭条件比较困难,可以申请低保。这就是另一个层面的问题了。

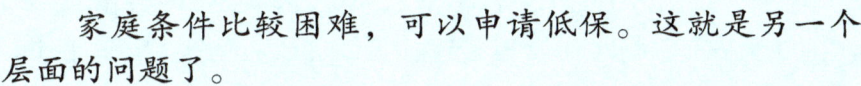
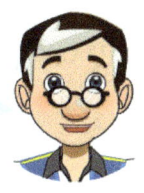

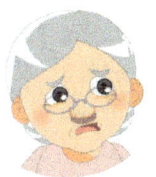

谢谢您让我看到了希望,感受到了关怀。

小贴士

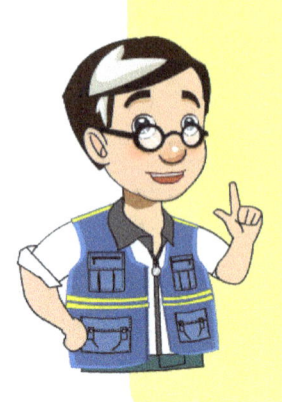

关于"失独"家庭的概念，一般认为是只生育一个子女且该独生子女死亡后没有再生育或领养子女的家庭。目前关于"失独"家庭的界定还存在一定差别，国家计生委把"失独"家庭界定为我国城镇和农村独生子女死亡后未再生育子女的家庭，且同时满足以下条件：

1. 1933年1月1日以后出生；
2. 女方年满49周岁；
3. 只生育一个子女；
4. 现无存活子女。

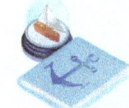

多知道点

1. 对有再生育意愿的独生子女伤残死亡家庭，参加生育保险或城镇职工基本医疗保险、城镇居民基本医疗保险的，要将其接受取环、输卵(精)管复通等计划生育手术及再生育服务的医疗费用按照规定纳入支付范围；免费向农村居民提供取环、输卵(精)管复通等计划生育手术服务，并给予住院分娩补助；对确需实施辅助生殖技术的，要做好咨询指导工作，并给予必要的帮助。鼓励和支持各级医疗机构开通"绿色通道"，建立社区医疗服务巡诊制度，为计划生育特殊困难家庭提供便利的就医条件。

2. 对60周岁及以上的计划生育特殊困难家庭成员，特别是其中失能或部分失能的，要优先安排入住政府投资兴办的养老机构。有条件的地方可对计划生育特殊困难家庭成员中生活长期不能自理、经济困难的老年人发放护理补贴。

3. 对生活贫困、住房困难的计划生育特殊困难家庭申请廉租房、公租房等保障性住房的，要优先给予安排；对农村计划生育特殊困难家庭，要按照有关规定优先纳入农村危房改造范围。

第十五节 万一张阿姨得了结核病无钱医治，怎么办？

 情景案例

张阿姨是上海人，今年刚好满70周岁，最近咳嗽痰多，张阿姨以为是普通感冒并没在意，后来检查发现是肺结核，可是张阿姨以享受低保勉强为生，承受不起长期治疗肺结核的高额费用怎么办？

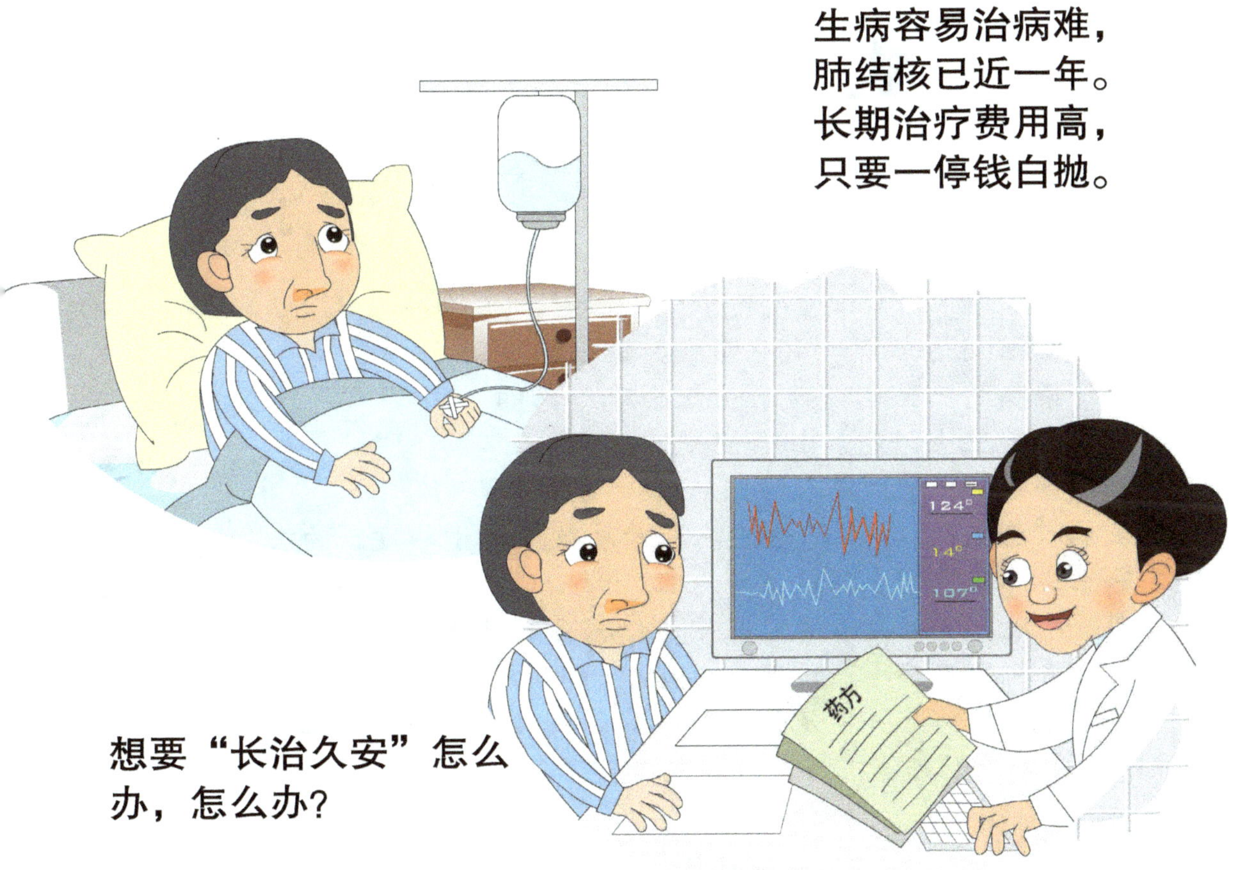

生病容易治病难，
肺结核已近一年。
长期治疗费用高，
只要一停钱白抛。

想要"长治久安"怎么办，怎么办？

 **解决方案**

"长治久安"能实现，能实现。

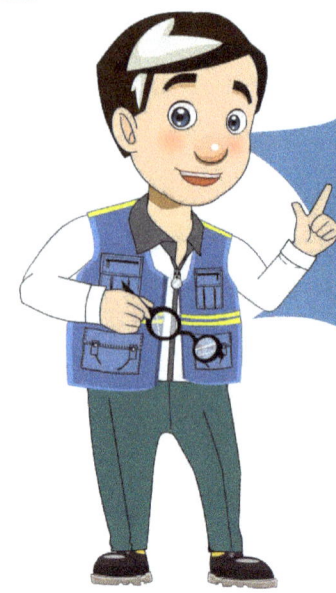

① 情景疏导：

结核病是当前严重危害人类健康的主要传染病之一，已成为21世纪全球关注的重要公共卫生问题和社会问题。据统计，我国每年新发结核病人约130万，占全球新发病人总数的14.3%；结核病患者总数仅次于印度，为全球第二；其中耐多药结核病人数，为全球第一。在不同的年龄阶段，男性患者的患病率、结核菌的检出率均高于女性；乡村的患病率高于城镇，东中西部的结核病患病率依次递增。结核病并不是什么罕见病，我国在治疗技术上和帮扶制度上已基本完善。即使您积蓄不足也可以治好的。

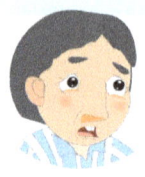   太好了，原来还有政策专治各种结核病啊！

 **服务问答：**

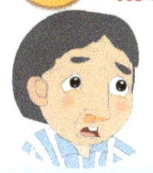

请问教授，我的病拖延了这么久还有希望治愈吗？

由于费用问题，流动人口染上肺结核后拖延不治、治疗半途而废等问题目前已成为我国结核病防控面临的一大挑战。及早进行正规的治疗是遏制结核病耐药趋势的关键，如果出现耐药情况，及时根据耐药菌株的耐药谱调整药物组合，进行全程的正规药物治疗，还是有望治愈的。据悉，初患肺结核的患者治愈率达85%，复治患者治愈率为70%，而耐多药患者的治愈率仅为50%。您是初患，治愈几率还是很大的。

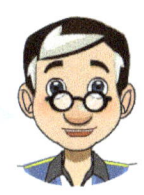

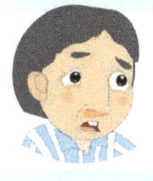

您的话让我看到了希望，有什么政策能帮助我呢？

为保证结核病人获得及时的治疗救助，上海市近年来制定实施了五项减免治疗政策。分别为：

1. 本市居民及持有居住证（包括临时居住证）的外来人员活动性肺结核患者实施减免治疗政策；

2. 患者发生一线抗结核药物耐药及发生严重药物毒副反应时提供相关二线抗结核药物减免，确保治疗效果；对肝功能损害的患者提供护肝药物费用补助，并简化了糖尿病合并肺结核患者、老年肺结核患者的护肝药物减免程序；

3. 出台《肺结核可疑症状者免费筛查实施方案》，规定凡有肺结核可疑症状者（咳嗽、咳痰≥2周，或有咯血、痰中带血等症状），到居住地社区卫生服务中心或结核病定点医院就诊免费胸部X线检查；

4. 凡直接就诊或转诊到区（县）结核病定点医院的可疑肺结核患者，由区（县）定点医院免费提供痰抗酸杆菌三次涂片和一次培养检查；

5. 探索试点开展耐多药肺结核患者减免治疗工作，努力提升治疗效果。

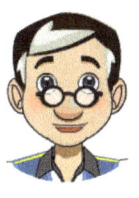

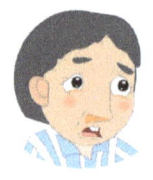

太好了，治疗药物减免就会节省我一大笔钱了。非正规医院确诊的可以享受政策吗？

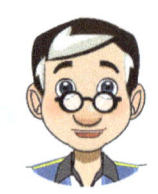

不可以，上海市卫生局新出台规定，凡是本市常住人口(包括户籍和在本市居住满六个月以上的非户籍居民)，经市卫生部门指定的耐多药肺结核病诊治、防控专家组确诊，并在耐多药肺结核病定点医疗机构完成规范的全程督导治疗的耐多药肺结核病人，可获得医药费减免。你要去正规医院检查。

耐多药肺结核病人的抗结核规范性治疗方案所涉及的药品、检查、手术、注射及住院期间的床位等基本医疗服务范围的诊断、治疗费用，扣除各种医疗保险基金负担部分，由政府予以减免。所以您不必担心，检查费也是可以减免的。

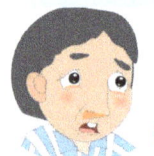

太好了，既然可以"长治"，我就可以"久安"了。

小贴士

对疑似或确诊的肺结核病人国家免费政策有：

1. 免费查痰：包括出诊查痰和随访查痰。初诊查痰一次查三份痰（夜间痰、清晨痰、即时痰）；随访查痰，初治病人在治疗的第二月、五月、六月、八月末进行，一次查两份痰（夜间痰、清晨痰）。
2. 免费拍摄胸片一张。
3. 免费提供全程的肺结核治疗药品：初治病人全程提供6个月的药品，复治病人全程提供八个月的药品。

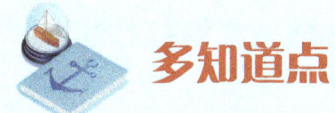 **多知道点**

1. **什么是肺结核？**

    肺结核是一种严重危害人类健康的慢性呼吸道传染病。肺结核俗称痨病，是由结核杆菌侵入人体肺部引起的呼吸道传染病。肺结核主要通过患者咳嗽、打喷嚏或大声说话时喷出的飞沫传播给他人。患肺结核后如果不能及时、彻底治疗，会对自己的健康造成严重威胁，而且还可能传染给其他人。

2. **肺结核有哪些症状？**

    肺结核的主要症状是连续咳嗽、咯痰2周以上或痰中带有血丝。同时，还可能伴有胸痛、盗汗、午后低热、全身疲乏、食欲减退等其他常见的症状。

3. **怀疑患了肺结核应该怎么办？**

    怀疑患了肺结核，应到县（区）级结核病防治机构接受检查和治疗。我国各县（区）都设有结核病防治机构，专门负责肺结核的诊断、治疗和管理工作。怀疑得了肺结核，应及时到这些机构检查和治疗。早发现、早诊断、早治疗是肺结核能否治愈的关键。

4. **我国防治肺结核有哪些免费政策？**

    在县（区）级结核病防治机构检查和治疗肺结核，可享受国家免费政策。县（区）级结核病防治机构为第一次检查的肺结核可疑症状者免费提供痰涂片和X线胸片检查，为活动性肺结核患者提供抗结核药物、治疗期间的痰涂片检查及治疗结束后的X线胸片检查。

5. **肺结核可以治愈吗？**

    只要坚持正规治疗，绝大多数肺结核患者是可以治愈的。新发传染性肺结核的彻底治愈时间一般需要服药6~8个月，而且中途不能漏服或间断服药。如果私自停药或间断服药，不但极易复发，还有可能产生耐药性。耐药后的肺结核患者治疗技术复杂、治疗时间更长（18~24个月）、治疗费用更高（约是非耐药肺结核治疗费用的100倍左右）。

6. 我们应该怎样对待肺结核患者？

肺结核患者开始规范治疗2~3周，传染性会大大降低，大多数患者可在家里进行治疗和康复。关心且不歧视肺结核患者可以促进结核病的防治，有利于社会的和谐稳定。全社会都应关心和帮助结核病患者，共同营造没有歧视的社会环境。

7. 应该如何预防肺结核？

预防结核病传播最主要的措施是及时发现并治愈传染性肺结核病人。如果发现有连续咳嗽、咯痰超过两个星期的人，应立即动员他去结核病防治专业机构检查，并按医生要求进行正规治疗；对与肺结核病人密切接触的人员进行相关检查；对已经感染结核菌的人群，应在医生的指导下服用药物，预防结核病的发生；做好人口密集场所的通风和环境卫生工作，锻炼身体，增强体质，养成良好的卫生习惯；为新生儿及时接种卡介苗。卡介苗主要对儿童期的结核性脑膜炎、粟粒型肺结核有较好的预防作用。

社区老年人助餐服务点
黄浦区社区老年人助餐服务点

区县	序号	街镇	助餐服务点名称	地址
黄浦区	1	老西门	老西门街道综合型助餐服务点	蓬莱路374号
	2	小东门	小东门街道综合型助餐服务示范点	大夫坊91号
	3		温馨老年人综合型助餐服务示范点	南仓街30弄7号底层
	4	外滩	外滩街道综合型助餐服务点	四川南路44弄3号
	5		外滩街道宝兴助餐服务点	福建南路84弄10号
	6		外滩街道社区老年人助餐服务点	宁波路284弄28号
	7	半淞园	半淞园路街道综合型助餐服务示范点	南车站路189号-1号
	8		半淞园路街道综合型助餐服务示范点	瞿溪路120弄4号
	9	南京东路	南京东路街道综合型助餐服务示范点	牯岭路139号
	10		小绍兴配餐中心	中华路97号
	11	淮海中路	淮海街道顺昌助餐服务点	顺昌路419弄2号
	12		淮海街道建六助餐服务点	马当路357弄1号108室
	13	瑞金二路	瑞金街道茂名社区助餐服务点	茂名南路169弄13号
	14		瑞金街道敬老院	陕西南路271弄43号
	15		康乐家瑞金街道建德助餐服务点	建德里1号7号楼
	16	五里桥	五里桥社区老年日间照料站（第二）	局门路434弄11号
	17		五里桥社区老年日间照料站	瞿溪路1111弄27号
	18	打浦桥	打浦街道银杏小食堂	丽园路842弄28号
	19		打浦社区老年食堂	鲁班路309号
	20		打浦社区第二老年人综合型助餐服务示范点	瑞金二路410弄13号
	21		光明村老年人综合型助餐服务示范点	鲁班路205号

徐汇区社区老年人助餐服务点

区县	序号	街镇	助餐服务点名称	地址
徐汇区	1	徐家汇	徐家汇社区综合型助餐服务示范点	凯旋一村21号
	2		王家堂老年人助餐服务点	南丹东路100弄3号101室
	3		殷家角老年人助餐服务点	天钥桥路380弄28号102室
	4		徐家汇社区沈马居委助餐服务点	天钥桥路2号107室
	5		徐家汇社区陈家宅居委助餐服务点	中漕路92号
	6		科汇居委老年人助餐服务点	天钥桥路69弄2号103室
	7		徐家汇社区爱华居委助餐服务点	双峰路6号
	8		徐家汇社区汇站居委助餐服务点	南丹路189弄2号103室
	9		徐家汇社区徐汇新村居委助餐服务点	漕溪北路800号-850号
	10	湖南	春华居委助餐服务点	常熟路228弄10号
	11		湖南社区综合型助餐服务示范点	湖南路298号
	12		湖南社区武康助餐服务点	淮海中路1704号
	13		湖南社区陕新助餐服务点	长乐路339弄甲11号
	14	天平	吴兴路助餐服务点	吴兴路270弄弄口
	15		安亭路助餐服务点	安亭路71号底楼
	16		永康路助餐服务点	永康路38弄61号101
	17		嘉善路老年人助餐服务点	嘉善路101弄61号
	18		襄阳南路老年人助餐服务点	襄阳南路452弄88号
	19		天平街道敬老院社区老年人综合型助餐服务点	嘉善路232弄17号
	20		天平社区老年人助餐服务点	天平路222弄3号
	21	枫林	西门北老年人助餐服务点	小木桥路360弄10号101室

区县	序号	街镇	助餐服务点名称	地址
徐汇区	22	枫林	枫林社区综合型助餐服务示范点	东安路182号
	23	斜土	斜土社区综合型助餐服务示范点	大木桥路317号
	24		斜土社区江南居助餐服务点	江南二村21号甲二楼
	25		斜土社区日新居委助餐服务点	零陵北路9弄1号101-103室
	26		斜土社区日二居委助餐服务点	日晖二村97号
	27	漕河泾	绿挹翠苑助餐服务点	龙吴路555弄12号
	28		华瑞综合型助餐服务点	龙华西路315弄
	29		乐缘敬老院社区老年人综合型助餐服务点	宾阳路36号二楼
	30	康健	第一福利院综合型助餐服务点	虹漕南路601号
	31		康健敬老院助餐服务点	桂林西街30弄41号
	32		长兴丰助餐服务点	桂林西街15弄1号
	33		为老服务中心助餐服务点	百花街345弄118号
	34		康健社区康乐小区助餐服务点	桂林东街195号
	35		康健社区桂花园助餐服务点	江安路58弄66号
	36		康健街道茶花园社区老年人助餐服务点	浦北路959弄47号
	37		康健街道月季百藤社区老年人助餐服务点	桂平路67弄95号
	38	龙华	金色港湾助餐服务点	龙南三村85号
	39		龙华社区综合型助餐服务示范点	龙华西路21弄80号二楼
	40		龙南七村老年人助餐服务点	龙吴路410弄91号
	41		龙华街道敬老院老年人助餐服务点	天钥桥南路1199弄38号
	42		（龙华社区北片助餐服务点）变更为龙华社区上缝助餐服务点	（龙华2628）龙华西路285弄30号乙
	43	长桥	长桥社区综合型助餐服务示范点	龙川路105号
	44		长桥街道光华老年人助餐服务点	老沪闵路780弄20号
	45		长桥街道汇成四村老年人助餐服务点	百色路汇成四村75号
	46		长桥社区老年人日间服务中心助餐服务点	罗城路651弄65号
	47		长桥社区（罗秀）老年人日间服务中心助餐服务点	罗秀路罗秀新村112号
	48		长桥街道园南三村老年人助餐服务点	园南三村居委
	49		长桥街道长桥四村老年人助餐服务点	长桥路14弄长桥四村75号
	50	凌云	梅陇敬老院综合型助餐服务点	虹梅南路126弄55号
	51		梅陇四村助餐服务点	龙州路梅陇四村39号
	52		梅陇六村助餐服务点	虹梅南路梅陇六村24号
	53		凌云社区第二福利院综合型助餐服务点	龙州路600号
	54		凌云街道金塘社区老年人助餐服务点	老沪闵路333弄30号
	55	虹梅	永兆助餐服务点	虹梅路2588弄3号101室
	56		虹梅社区综合型助餐服务点	钦州北路900号
	57	华泾镇	名苑老年人助餐服务点	钦州北路900号
	58		华阳居委会老年人助餐服务点	龙吟路501弄4号103室
	59		综合型助餐服务点	华泾路186号
	60		华泾镇大桥居委助餐服务点	龙吴路2388弄119号

长宁区社区老年人助餐服务点

区县	序号	街镇	助餐服务点名称	地址
长宁区	1	新华路	新华社区综合型助餐服务点	法华镇路480号
	2		陈家巷助餐服务点	淮海中路2006弄14号
	3		杨宅助餐服务点	法华镇路660弄23号102室
	4		新华社区红庄老年人助餐服务点	法华镇路128号
	5		幸福老年人助餐服务点	番禺路215号
	6	华阳路	华阳社区综合助餐服务点	长宁路969号
	7		华阳社区老年人日间服务中心助餐服务点	万航渡路1286号
	8		华四居民区老年人助餐服务点	华阳路298弄3号一楼
	9		飞乐居民区助餐服务点	昭化路83号
	10	江苏路	同仁为老助餐服务点	愚园路786号
	11		万村为老助餐服务点	武定西路1371弄65号对面
	12		江苏社区综合型助餐服务示范点	利西路307号
	13		江苏社区金福老年人综合型助餐服务点	愚园路1088弄110支弄22号
	14		江苏南汪社区老年人助餐服务点	延安西路649弄68号
	15	周家桥	慧璟敬老院助餐服务点	武夷路709弄26号
	16		周家桥街道综合型助餐服务示范点	云雾山路551弄48号
	17		范北助餐服务点	长宁路1120弄200号对面
	18		春天花园西片老年人助餐服务点	娄山关路999弄75号底楼
	19		古南社区老年人助餐服务点	天山支路138弄8号
	20	天山路	天山敬老院助餐服务点	玉屏南路113弄29号
	21		天山社区综合型助餐服务示范点	天山四村122号3号楼一楼
	22		茅台助餐服务点	娄山关路470弄9号102室
	23		天山路街道二村老年人助餐服务点	天山二村42号甲
	24		天山路街道南空社区助餐服务点	紫云西路50弄5号
	25	仙霞新村	仙霞综合型助餐服务示范点	茅台路610号
	26		仙逸居民区助餐服务点	仙霞路451弄33号
	27		水霞助餐服务点	茅台路601弄36号
	28		大金更居民区老年人助餐服务点	古北530弄50号甲
	29		慧谷白猫老年人综合型助餐服务示范点	天山路641号2号楼底
	30		虹仙居民区助餐服务点	仙霞路780弄16号101室
	31	虹桥	虹东综合型助餐服务点	中山西路1030弄10号
	32		银龄阁综合型助餐服务点	安顺路181弄1号
	33		虹桥街道社区卫生服务中心助餐服务点	程桥一村9号102室
	34	程家桥	机场新村助餐服务点	机场新村97号101室
	35		程家桥社区综合型助餐服务示范点	程家桥路80弄44号
	36		王满助餐服务点	哈密路1800弄23号101室
	37		南龚居民区老年人助餐服务点	虹桥路222弄22号
	38		一村居民区助餐服务点	虹桥路961弄4号
	39	北新泾	北新泾综合型助餐服务点	新泾二村53号
	40		北新泾采香庭助餐服务点	剑河路240号
	41		新泾七村助餐服务点	新泾西路450弄4号对面
	42		新泾三村居民区老年人助餐服务点	新泾三村132号104室
	43		新泾六村老年人助餐服务点	金钟路340弄13号
	44	新泾镇	祥瑞菜馆爱心助餐服务点	剑河路563号
	45		星梦园综合型助餐服务示范点	泉口路117号
	46		安馨综合型助餐服务示范点	林泉路159号
	47		平塘居委老年人助餐服务点	甘溪路100弄22号
	48		福泉居委老年人助餐服务点	福泉路120弄活动室
	49		绿一居民区助餐服务点	淞虹路685弄108号

静安区社区老年人助餐服务点

区县	序号	街镇	助餐服务点名称	地址
静安区	1	静安寺	孙克仁老年福利院社区老年人助餐服务点	延安西路399号
	2		华东医院社区老年人助餐服务点	延安西路221号
	3		万航社区老年人助餐服务点	胶州路125弄6号
	4		长乐社区老年人助餐服务点	长乐路766号
	5		愚园社区老年人助餐服务点	愚园路579弄25号、32号
	6		万航社区老年人助餐服务点	万航渡路320弄23号
	7		延西社区老年人助餐服务点	长乐路1234号
	8		静安寺美丽园老年人综合型助餐服务示范点	延安西路376弄内
	9	曹家渡	长春社区老年人助餐服务点	康定路888弄3号
	10		曹家渡街道敬老院社区老年人助餐服务点	安远路899弄14号-24号
	11		天乐酒家社区老年人助餐服务点	万航渡路628号
	12		玉兰社区老年人助餐服务点	昌平路890号
	13		姚西社区老年人助餐服务点	余姚路487弄61号
	14		武西社区老年人助餐服务点	武定西路1398弄10号
	15		三和社区老年人助餐服务点	延平路123弄4号102室、105室
	16		曹家渡社区老年人综合型助餐服务点	康定路841号
	17	江宁路	北京社区老年人助餐服务点	北京西路1300弄8号102室
	18		海防社区老年人助餐服务点	江宁路881弄18号
	19		新安社区老年人助餐服务点	新丰路607号104室
	20		淮安社区老年人助餐服务点	康定路88弄9号-11号
	21		江宁街道社区老年人综合型助餐服务示范点	常德路545弄43号
	22		联宝社区老年人助餐服务点	康定路580弄50号
	23		三乐社区老年人助餐服务点	淮安路687弄115号
	24		江宁街道胶州路社区老年人综合型助餐服务点	胶州路522号
	25	石门二路	新福康里社区老年人助餐服务点	新闸路848号
	26		东王社区老年人助餐服务点	北京西路605弄8号
	27		东斯文社区老年人助餐服务点	新闸路566弄4号
	28		西斯文老年人助餐服务点	石门二路344弄13号-17号
	29		恒丰社区老年人助餐服务点	石门二路485号
	30		新德社区老年人助餐服务点	成都北路483弄18号
	31		奉贤社区老年人助餐服务点	南汇路85弄20号
	32	南京西路	泰兴社区老年人助餐服务点	威海路590弄72支弄1号
	33		威海社区老年人助餐服务点	威海路647弄3号
	34		延中社区老年人助餐服务点	延安中路877弄41号
	35		联华社区老年人助餐服务点	南阳路209弄9号
	36		重华园社区老年人助餐服务点	南京西路1073弄5号
	37		新成社区老年人助餐服务点	南京西路591弄129号
	38		陕南社区老年人助餐服务点	巨鹿路693号
	39		陕北社区老年人助餐服务点	江宁路83弄4号

普陀区社区老年人助餐服务点

区县	序号	街镇	助餐服务点名称	地址
普陀区	1	长寿路	长寿社区老年人综合型助餐服务示范点	安远路676号
	2		长寿武宁小城助餐服务点	武宁路300弄16号201室
	3		长寿澳门助餐服务点	澳门路660弄112号
	4	宜川路	宜川社区老年人综合型助餐服务示范点	沪太路710弄宜川一村9号
	5	长风新村	白玉敬老院助餐服务点	白玉路白玉新村114号
	6		区福利院综合型助餐服务点	枣阳路515号
	7	长征镇	百达敬老院老年人助餐服务点	真北路1101弄18号
	8	甘泉路	章家巷社区老年人综合型助餐服务示范点	延长西路526弄32号
	9		新宜老年活动室助餐服务点	宜川路413弄1号
	10		甘泉社区老年人日间服务中心助餐服务点	延长西路172号
	11	石泉路	沙田敬老院助餐服务点	中山北路2467弄41号
	12		信仪敬老院助餐服务点	石泉路227弄信仪新村12号
	13		石岚敬老院助餐服务点	岚皋路200弄32号
	14		石泉社区老年人助餐服务点	石泉路100弄石泉一村21号
	15		云集养老院老年人助餐服务点	中山北路同泰新村631号
	16		石岚三村老年人助餐服务点	岚皋路250弄石岚三村92号
	17	真如镇	真光六街坊老年人助餐服务点	铜川路1899弄35号
	18		真如社区清涧二街坊老年人助餐服务点	桃浦路1028弄55号
	19		清涧八街坊老年人助餐服务点	桃浦路743弄52号
	20		真如社区老年人综合型助餐服务示范点	大渡河路1550弄160支弄9号
	21		金鼎路老年人助餐服务点	金鼎路108号2楼
	22		真如镇（星河世纪城）社区老年人助餐服务点	桃浦路296号6楼
	23	桃浦镇	白丽敬老院助餐服务点	红棉311弄48号
	24		永汇新苑老年人助餐服务点	白丽路99弄98号

闸北区社区老年人助餐服务点

区县	序号	街镇	助餐服务点名称	地址
闸北区	1	天目西路	天目西路街道长安路老年人助餐服务点	长安路500号
	2		综合型助餐服务示范点	沪太路453弄84号
	3	彭浦镇	彭浦镇社区老年人助餐服务点	灵石路733弄31号丙
	4		原平路老年人助餐服务点	原平路917弄21号甲
	5		沪太路老年人助餐服务点	沪太路1170弄18号甲
	6		彭浦镇永和社区老年人综合型助餐服务示范点	永和路616号
	7	共和新路	共和新社区老年人助餐服务点	柳营路319弄45号甲
	8		共和新社区老年人综合型助餐服务示范点	柳营路319弄29号甲
	9	临汾路	临汾社区老年人助餐服务点	保德路181号一楼
	10		安业路老年人助餐服务点	安业路80号二楼
	11		临汾路老年人助餐服务点	岭南路358号
	12		闻喜路251弄老年人助餐服务点	阳曲路50弄19号
	13	北站	北站社区老年人助餐服务点	新疆路485号
	14		北站街道东新民老年人助餐服务点	东新民路88号
	15	大宁路	大宁路街道老年人综合型助餐服务示范点	共和新路2301弄1号一楼
	16		大宁路505弄社区老年人助餐服务点	大宁路505弄24号
	17	芷江西路	芷江西社区老年人综合型助餐服务点	青云路755号
	18		芷江西路街道老年人助餐服务点	大统路统北村17号
	19	彭浦新村	彭浦新村社区老年人综合型助餐服务点	汾西路650弄3号

区县	序号	街镇	助餐服务点名称	地址
闸北区	20	彭浦新村	彭浦新村社区老年人综合型助餐服务示范点	临汾路1513弄45号一楼
	21		彭浦新村街道汾西路老年人综合型助餐服务点	汾西路875号104室
	22		安泽路老年人综合型助餐服务点示范点	安泽路67号
	23	宝山路	宝山社区老年人综合型助餐服务点	止园路400弄7号
	24		宝山路街道老年人助餐服务点	川公路236号

虹口区社区老年人助餐服务点

区县	序号	街镇	助餐服务点名称	地址
虹口区	1	广中路	广中社区餐饮服务社	水电路120号
	2	曲阳路	曲阳市民驿站助餐服务点	玉田路430号三楼
	3		曲阳市民驿站（北）老年人综合型助餐服务点	辉河路51号
	4	凉城新村	锦香源老年人助餐服务点	凉城路747号
	5		章氏（广灵店）老年人助餐服务点	凉城路457号
	6		章氏（车北店）老年人助餐服务点	车站北路588号
	7		凉城老年人助餐服务点	广灵四路280弄24号
	8		凉城敬老院老年人助餐服务点	凉城路570号
	9		凉城创亿楼老年人助餐服务点	车站北路708号
	10	乍浦	花园村老年人助餐服务点	昆山花园路15号（搬迁至乍浦路）
	11	嘉兴	嘉兴老年人助餐服务点	物华路11号
	12	江湾镇	博慈河滨敬老院老年人助餐服务点	新市南路1104号
	13		爱峰敬老院老年人助餐服务点	万安路669弄14号
	14		珠江海鲜楼餐厅老年人助餐服务点	乍浦路346号
	15		江湾镇敬老院老年人助餐服务点	场中路769号
	16	欧阳路	红城阁老年人助餐服务点	曲阳路239号
	17	提篮桥	北外滩老年人助餐服务点	唐山路145号

杨浦区社区老年人助餐服务点

区县	序号	街镇	助餐服务点名称	地址
杨浦区	1	大桥	大桥社区老年人综合型助餐服务示范点	杭州路349号后门
	2		临青老年人助餐服务点	平凉路1695弄2号
	3		仁兴街老年人助餐服务点	周家牌路10弄21号
	4	殷行	殷行社区老年人综合型助餐服务示范点	开鲁路30弄殷行一村74号
	5		殷行街道助餐服务点	中原路705弄弄口
	6		开鲁四村老年人助餐服务点	开鲁路456弄开鲁四村26号
	7		工三（2）老年人助餐服务点	包头路765弄20号
	8	新江湾城	新江湾城老年人综合型助餐服务点	政和路1011号
	9		时代花园助餐服务点	殷行路850弄53号
	10	延吉新村	延吉新村社区老年人综合型助餐服务点	控江路内江一村22号
	11		延吉二三村老年人助餐服务点	营口路延吉三村42号甲
	12		延吉四村老年人助餐服务点	敦化路延吉四村61号甲
	13		延吉五六村老年人助餐服务点	营口路113弄延吉村44号乙
	14	四平路	四平路社区老年人综合型助餐服务点	苏家屯路106号
	15		铁岭路90弄老年人助餐服务点	铁岭路98号
	16		鞍山七村老年人助餐服务点	鞍山七村35号
	17	五角场镇	五角场镇社区老年人综合型助餐服务点	国和路491号

区县	序号	街镇	助餐服务点名称	地址
杨浦区	18	五角场镇	浣沙四村老年人助餐服务点	浣沙四村52号甲
	19		市京一村老年人助餐服务点	市京一村25号
	20	控江路	控江路街道助餐服务点	凤城五村24号
	21		控江路社区老年人综合型助餐服务点	凤城三村24号甲、凤城三村31号甲
	22		控江路1200弄老年人助餐服务点	靖宇南路5弄5号
	23		凤新老年人助餐服务点	控江路1505弄54号
	24		控江路街道老年人综合型助餐服务点	靖宇南路99弄16号
	25	定海路	定海路街道综合型助餐服务点	隆昌路521号
	26		定海港老年人助餐服务点	定海港路363号
	27		隆昌老年人助餐服务点	海州路105弄5号
	28	平凉路	平凉路街道综合型助餐服务示范点	齐齐哈尔路205弄2号
	29		平凉路街道助餐服务点	扬州路310号甲
	30		平凉老年人助餐服务点	江浦路400号
	31		锦扬苑老年人助餐服务点	齐齐哈尔路205弄2号
	32		平凉老年人综合型助餐服务点	龙江路2号
	33	五角场	五角场街道综合型助餐服务示范点	政旦东路30号
	34		国顺老年人助餐服务点	国权路230弄11号
	35		复旦老年人助餐服务点	国年路101弄30号
	36		五角场街道复旦科技园社区老年人助餐服务点	四平路1779号一楼
	37		五角场街道国权北路社区老年人助餐服务点	国权北路8弄1号甲
	38	江浦路	江浦路街道助餐服务点	江浦路1424弄18号
	39		辽源二村（1）老年人助餐服务点	打虎山路8号
	40		星泰老年人助餐服务点	江浦1199弄33号
	41	长白新村	长白新村街道综合型助餐服务点	延吉东路131弄21号
	42		内江大楼老年人助餐服务点	内江路476弄7号
	43		松花新村老年人助餐服务点	延吉东路松花一村1号

闵行区社区老年人助餐服务点

区县	序号	街镇	助餐服务点名称	地址
闵行区	1	莘庄工业区	莘庄工业区综合型助餐服务点	联农路588号
	2	古美路	平吉综合型助餐服务点	龙茗路平吉一村72号106室
	3		平南助餐服务点	万源路平南三村48号
	4		古龙助餐服务点	古美路675弄1号101室
	5		古美助餐服务点	平阳路50弄2号101室
	6	龙柏	龙柏三村第一居委助餐服务点	白樟路229号
	7		航华一村第六居委助餐服务点	沪青平公路158弄40号
	8		航华四村第一居委助餐服务点	航南路90号
	9		航华一村第一居委助餐服务点	航东路528弄航华一村46号
	10		航华一村第五居委助餐服务点	沪青平公路128号
	11		龙柏二村第一居委助餐服务点	红松路600弄龙柏二村70号
	12		龙柏四村第三居委助餐服务点	红松路86弄龙柏四村215号
	13	颛桥镇	颛桥镇助餐服务点	颛建路64号
	14	梅陇镇	春申景城助餐服务点	兴梅路1199弄3号二楼
	15		春城二居委助餐服务点	莲花南路1108弄52号
	16		梅陇镇社区老年人综合型助餐服务示范点	莘朱路1258号
	17	七宝镇	综合型助餐服务示范点	青年路352号
	18	老干部局	田林综合型助餐服务点	柳州路374弄7号

区县	序号	街镇	助餐服务点名称	地址
闵行区	19	莘庄镇	万科社区综合助餐服务示范点	春申路伟业路 11 号
	20		报春综合型助餐服务示范点	报春路 558 弄 105 号 -106 号
	21		莘城社区综合型助餐服务示范点	西环路 807 号
	22		春申社区综合型助餐服务示范点	宝城路 158 弄 38 号二楼
	23		康城社区老年人综合型助餐服务示范点	莘松路 958 弄山林道 76 号二楼
	24		莘庄镇绿梅社区老年人助餐服务点	莘庄镇绿梅二村 8 号
	25	华漕镇	华漕镇综合型助餐服务点	繁兴路 461 号
	26		继王敬老院老年人综合型助餐服务点	继翟路 2780 号
	27	新虹	沙茂居委会老年人助餐服务点	沪青平公路 635 弄 27 号 103 室
	28	江川路	高华小区第二居委助餐服务点	江川路 241 弄 9 号 104 室
	29		新闵居委助餐服务点	江川东路 863 弄 80 号
	30		高华小区第三居委助餐服务点	兰坪路 131 弄 13 号
	31		东风小区第一居委会助餐服务点	江川路 248 弄 134 号 102 室
	32		千丽缘餐厅助餐服务点	景谷路 204 号
	33		红旗新村居委会老年人助餐服务点	华宁路 191 弄 25 号
	34		江川街道昆阳社区老年人综合型助餐服务范点	昆阳路 520 弄 10 号
	35	虹桥镇	虹桥镇河南居委老年人助餐服务点	虹桥路 2759 弄 49 号
	36		虹桥镇环镇路社区老年人综合型助餐服务示范点	虹桥镇环镇南路 110 号
	37	马桥镇	马桥镇老年人综合型助餐服务点	马桥镇富砾路 268 弄 28 号
	38		金星老年人综合型助餐服务点	闵行区丽江路 32 弄 88 号
	39		马桥镇同心综合型助餐服务示范点	汇江路 678 号
	40	浦江镇	浦江镇助餐服务点	浦驰路 50 号
	41		世博家园第五社区老年人助餐服务点	浦申路 120 号
	42		浦航社区老年人日间服务中心助餐服务点	江协路 51 弄 2 号
	43	吴泾镇	亲情安养院综合型助餐服务点	剑川路 50 弄 28 号
	44		夕阳红老年人综合型助餐服务点	剑川路 50 弄 200 号

宝山区社区老年人助餐服务点

区县	序号	街镇	助餐服务点名称	地址
宝山区	1	张庙	张庙街道社区老年人综合型助餐服务示范点	虎林路 128 弄泗塘二村 59 号
	2	友谊路	社区老年人综合型助餐服务点	牡丹江路 1299 弄 1 号
	3	高境镇	高境镇社区老年人综合型助餐服务点	殷高西路河曲路 106 号
	4		高境镇社区老年人综合型助餐服务点	共和新路 4719 弄 169 号
	5		高境镇社区老年人综合型助餐服务点	吉浦路 551 号
	6	罗店镇	罗店镇富辰综合型助餐服务点	富泰苑 38 弄 4 号 1 楼
	7		罗店镇四方村老年人综合型助餐服务点	四方村罗溪 1201 弄 53 号
	8	月浦镇	月浦社区老年人综合型助餐服务示范点	德都路 1 弄月浦八村 85 号
	9	大场镇	新华综合型助餐服务点	华灵路 1225 弄华欣苑 418 号
	10	淞南镇	淞南镇社区老年人综合型助餐服务点	长江路 860 弄 58 号
	11		淞南镇淞南九村老年人助餐服务点	新二路 1277 号淞南九村 73 号
	12	杨行镇	杨行镇社区老年人综合型助餐服务点	松兰路 846 号
	13		杨行镇社区老年人综合型助餐服务点	宝山杨泰路 330 号甲
	14	顾村镇	顾村镇社区老年人综合型助餐服务点	泰和西路 3499 弄 118 号
	15		共富社区老年人综合型助餐服务点	共富二路 122 号
	16		顾村镇刘行社区老年人综合型助餐服务点	顾村镇刘行菊盛路 99 弄 60 号
	17	吴淞	淞青路社区老年人综合型助餐服务点	宝山淞青路 118 号
	18		吴淞街道社区老年人综合型助餐服务点	宝山同济路 257 号
	19	罗泾镇	罗泾镇社区老年人助餐服务点	集宁路 177 号
	20	庙行镇	庙行镇社区老年人综合型助餐服务点	刘场路 335 号

嘉定区社区老年人助餐服务点

区县	序号	街镇	助餐服务点名称	地址
嘉定区	1	嘉定镇	嘉定镇街道乐龄助餐服务点	塔城路 440 弄 29 号
	2	真新	真新综合型助餐服务点	真新街道丰庄一村 46 号
	3	外冈镇	外冈镇综合型助餐服务点	外冈镇仙桥路 237 号
	4	外冈镇	外冈镇综合型助餐服务点	外冈镇望新仙居路 23 号
	5	菊园新区	菊园社区综合型助餐服务示范点	胜竹路 2188 号
	6		六里社区综合型助餐服务点	六里中心路 425 号
	7	黄渡镇	黄渡镇综合型助餐服务点	黄渡镇新黄路 18 号
	8	安亭镇	安亭向阳综合型助餐服务点	外青松路 1148 号
	9		赵巷社区综合型助餐服务示范点	安亭镇翔方路 3000 号
	10		联西社区综合型助餐服务点	安亭镇博园路 2886 号
	11	马陆镇	马陆镇新联村综合型助餐服务点	马陆镇复华路 55 号
	12		马陆镇戬浜村综合型助餐服务点	马陆镇嘉富路 500 弄
	13		马陆镇北管村综合型助餐服务点	马陆镇北管村北陈路
	14		马陆社区综合型助餐服务示范点	马陆镇封周路 631 弄 15 号
	15	南翔镇	南翔镇综合型助餐服务示范点	南翔镇翔乐路 265 号
	16		银南翔社区老年人综合型助餐服务点	南翔镇众仁路 355 号
	17	徐行镇	社区老年人综合型助餐服务点	曹王路 236 号
	18	工业区	工业区综合型助餐服务点	良舍路 333 弄 40 号
	19	江桥镇	江桥镇综合型助餐服务点	江桥镇华江路 128 号

浦东新区社区老年人助餐服务点

区县	序号	街镇	助餐服务点名称	地址
浦东新区	1	潍坊新村	潍坊十村社区老年人综合型助餐示范点	潍坊路 140 弄 12 号
	2	塘桥	塘桥社区老年人综合型助餐服务示范点	峨山路 488 号五楼
	3	曹路镇	曹路镇社区老年人助餐服务综合示范点	曹路民区路 9 号
	4	南码头路	南码头社区综合型助餐服务示范点	临沂路 381 弄 31 号
	5		夕阳红老年人综合型助餐服务示范点	严丰路 25 号
	6	陆家嘴	社区服务中心助餐服务点	浦东南路 575 弄 25 号
	7		陆家嘴社区综合型助餐服务示范点	昌邑路 101 号
	8	塘桥	塘桥金浦综合型助餐服务点	浦建路 211 弄 12 号
	9		塘桥南泉助餐服务点	南泉路 1250 弄 22 号
	10		塘桥微南老年人助餐服务点	微山路 3 号微山二村 50 号
	11	花木	牡丹老年人助餐服务点	牡丹路 72 号 -88 号
	12		由由老年人助餐服务点	高科西路 2111 号
	13		钦洋老年人助餐服务点	锦绣路 101 号
	14	潍坊新村	潍坊社区张杨助餐服务点	源深路 600 弄 1 支弄 14 号 101 室
	15		潍坊社区四村助餐服务点	潍坊四村 438 号 101 室
	16		潍坊八村老年人助餐服务点	浦电路 305 弄 10 号一楼
	17		松林路老年人助餐服务点	张杨路 1050 弄 1 号
	18		潍坊二村老年人助餐服务点	潍坊二村 39 号底楼
	19	上钢新村	德七助餐服务点	德州路 380 弄 30 号
	20		济二助餐服务点	耀华路 550 弄 2 号
	21		钢九助餐服务点	西营路 33 弄 11 号
	22		上钢综合型助餐服务示范点	历城路 56 号

区县	序号	街镇	助餐服务点名称	地址
浦东新区	23		德二综合型助餐服务点	德州路255弄39号
	24		德二老年人助餐服务点	佳乐路36号
	25	东明路	东明路街道综合型助餐服务示范点	环林东路799弄66号
	26		东明路街道第一助餐服务点	永泰路1129弄96号
	27		东明第二助餐服务点	凌兆路379弄38号
	28		齐河路助餐服务点	齐河路27弄7号
	29	周家渡	川新社区服务中心助餐服务点	成山路544弄52支弄32号
	30		周家渡老年人综合型助餐服务示范点	洪山路237弄36号
	31		上南一村老年人综合型助餐服务点	上南一村
	32	浦兴路	浦兴街道助餐服务点	菏泽路677号
	33		金口一居为老助餐服务点	金口路44弄46号
	34	金杨新村	金杨十街坊为老助餐点	金杨路685弄23号
	35		金杨庆宁寺老年人助餐服务点	浦东大道2639弄24号
	36	沪东新村	沪东社区助餐服务点	寿光路161弄55号107室
	37		沪东社区老年人综合型助餐服务点	莱阳路327号
	38	唐 镇	唐镇老年人综合型助餐服务点	创新中路73号
	39	高行镇	东沟社区老年人综合型助餐服务点	东靖路2号
	40	高东镇	阳光综合型助餐服务点	张家宅村、高东老年活动中心
	41		杨园社区老年人综合型助餐服务点	高东镇园二路
	42		洋泾苗圃综合型助餐服务点	苗圃路10号
	43		洋泾街道金枫助餐服务点	张杨路1734弄21号
	44		洋泾星海老年人综合型助餐服务点	民生路999弄15号
	45	洋 泾	洋泾海院老年人助餐服务点	浦东大道1460弄7号
	46		巨野老年人综合型助餐服务示范点	巨野路191号
	47		洋泾西镇老年人综合型助餐服务点	洋泾镇路89弄6号-8号一楼
	48		永安老年人助餐服务点	安亭博园路2868号
	49	高桥镇	高桥镇综合型助餐服务示范点	高桥镇学前街76号
	50	新场镇	新场镇果园村社区老年人助餐服务点	新场镇笋心路233号
	51		祝桥镇社区老年人助餐服务点	祝桥镇东大街57弄77号
	52	祝桥镇	老年人综合型助餐服务示范点	祝桥镇于汇路
	53		盐仓老年人助餐服务点	立新村10组
	54		华夏老年人综合型助餐服务点	德川路469号
	55		施湾社区老年人助餐服务点	施湾六路266号
	56	川沙新镇	江镇老年人综合型助餐服务点	新华东路5号
	57		川沙老年人综合型助餐服务示范点	川周公路8858弄8号
	58		川沙川北老年人助餐服务点	川沙路4586弄1号102室
	59		川沙中市老年人助餐服务点	川沙西泥路95弄1号101室
	60	张江镇	张江老年人综合型助餐服务点	顺和路139弄5号
	61		张江青桐社区老年人综合型助餐服务点	青桐路569号
	62		惠南镇听潮综合型助餐服务示范点	惠南镇通济路227号
	63		惠南镇荡湾居委助餐服务点	惠南镇公建三号楼
	64	惠南镇	惠南镇东门居委助餐服务点	惠南镇三八路1号
	65		惠南镇金秋苑助餐服务点	惠南镇人民西路158号
	66		惠南镇老年人综合型助餐服务示范点	康弘路481号
	67		周浦老年人综合型助餐服务示范点	康沈路1906号
	68		周浦公元老年人助餐服务点	周浦镇公元新村59号102室
	69	周浦镇	周浦东南老年人助餐服务点	周浦镇东南二村75号
	70		欧风老年人助餐服务点	瑞阳路351弄3号101室
	71		向阳老年人助餐服务点	南八灶街179号
	72	金桥镇	金桥镇老年人综合型助餐服务点	永安新村11号102号
	73	康桥镇	康桥镇老年人综合型助餐服务示范点	灵岩路60号

区县	序号	街镇	助餐服务点名称	地址
浦东新区	74	康桥镇	康桥双秀社区老年人助餐服务点	梓康路666弄6号
	75		康桥花苑社区老年人助餐服务点	康士路2弄37号
	76	申港	申港街道老年人助餐服务点	城基路255号
	77	大团镇	大团镇社区老年人助餐服务点	永春东路14号
	78	书院镇	书院镇社区老年人助餐服务点	中久路48弄1号
	79	宣桥镇	宣桥镇社区老年人综合型助餐服务点	宣中路500弄17号
	80	局属	源深路社区老年人综合型助餐服务示范点	源深路368号

金山区社区老年人助餐服务点

区县	序号	街镇	助餐服务点名称	地址
金山区	1	石化	石化社区老年人综合助餐服务点	石化四村43号
	2	亭林镇	亭林镇老年人助餐服务点	桃贤路28号（大通路6号）
	3	吕巷镇	吕巷镇老年人助餐服务点	南溪二村42号
	4	山阳镇	山阳镇老年人助餐服务点	山阳镇体育路29号
	5		山阳镇第二社区老年人助餐服务点	山阳镇老西路64号
	6	朱泾镇	朱泾镇老年人助餐服务点	朱泾镇西林街2弄15号
	7	枫泾镇	枫泾镇老年人助餐服务点	枫泾圣堂弄58号
	8	工业区	金山工业区老年人综合型助餐服务点	工业区高林路128号
	9	金山卫镇	卫镇老年人综合型助餐服务点	金山卫镇龙轩路2208弄90号
	10		卫城村社区老年人助餐服务点	金山卫镇卫城村
	11	漕泾镇	漕泾镇老年人综合型助餐服务点	漕泾镇中一西路488号
	12	金山区	金山第一福利院老年人助餐服务点	石化梅州新村84号
	13	廊下镇	廊下镇老年人助餐服务点	廊下景阳村新建丰2050号
	14	亭林镇	亭林镇后岗村老年人助餐服务点	亭林后岗村7组
	15	张堰镇	张堰镇老年人助餐服务点	张堰大街184号

松江区社区老年人助餐服务点

区县	序号	街镇	助餐服务点名称	地址
松江区	1	岳阳	荣乐助餐服务点	荣乐5号公房
	2		人乐助餐服务点	人乐二村68号
	3		岳阳街道社区老年人综合型助餐服务点	凤凰西苑36号
	4	洞泾镇	洞泾镇社区老年人助餐服务点	洞泾镇沪松公路3715弄9号
	5	中山	中山街道社区老年人助餐服务点	松江迎宾路2号
	6	方松	方松街道老年人综合型助餐服务点	松江思贤路1338号二楼
	7	永丰	永丰街道社区老年人综合型助餐服务点	秀南街17号
	8	车墩镇	车墩镇东门茸联苑小区老年人综合型助餐服务点	松江环城路204弄茸联南门南侧
	9		车墩镇社区老年人助餐服务点	车墩镇长娄村
	10		得胜村老年人助餐服务点	车墩镇车亭公路六号桥菜场东侧
	11		汇桥村老年人助餐服务点	车墩镇汇北公路（汇桥5队）
	12	佘山镇	北干山村陶泾社区老年人助餐服务点	佘山镇北干山村陶泾大宅队
	13		北干山村横泖社区老年人助餐服务点	佘山镇北干山村横泖队
	14	叶榭镇	新源社区老年人助餐服务点	叶榭叶校路355号新源小区内

区县	序号	街镇	助餐服务点名称	地址
松江区	15	叶榭镇	叶榭镇社区老年人助餐服务点	叶榭镇金家村张星路2号
	16	九亭镇	上置亭南社区老年人助餐服务点	松江区莘松路1288号1279弄
	17		九亭镇社区老年人助餐服务点	沪松公路1186号
	18	石湖荡镇	石湖荡镇恬润新苑社区老年人综合型助餐服务点	闵塔路1751弄395号
	19	泖港镇	泖港镇新龚村社区老年人助餐服务点	泖港镇中天路185弄

奉贤区社区老年人助餐服务点

区县	序号	街镇	助餐服务点名称	地址
奉贤区	1	南桥镇	区老年活动中心助餐服务点	南桥镇周家弄32号
	2		江海敬老院助餐服务点	江南路496号
	3		大汇餐饮助餐服务点	解放西路59号
	4	海湾镇	星火社区老年人助餐服务点	海光路82号

青浦区社区老年人助餐服务点

区县	序号	街镇	助餐服务点名称	地址
青浦区	1	青浦镇	青浦区老年综合服务中心助餐服务示范点	青浦区城中北路322号
	2	赵巷镇	赵巷爱欣老年人综合型助餐服务点	赵巷镇民实路58号
	3		赵巷镇老年人综合型助餐服务示范点	赵华路470号
	4	金泽镇	金泽镇老年人综合型助餐服务点	金泽镇金溪路298号
	5	华新镇	淮海村老年人助餐服务点	华新镇淮海村委会
	6	白鹤镇	白鹤镇老年人综合型助餐服务点	白鹤镇原小学楼底
	7	朱家角镇	朱家角镇老年人综合型助餐服务示范点	朱家角镇漕平路149号
	8	徐泾镇	徐泾镇综合型助餐服务示范点	徐泾镇明珠路305号
	9	夏阳	侨之星美食之家综合型助餐服务示范点	盈港东路8299弄113号
	10		夏阳街道爱之家社区老年人综合型助餐服务点	盈港东路8000弄265号

崇明县社区老年人助餐服务点

区县	序号	街镇	助餐服务点名称	地址
崇明县	1	城桥镇	西门北村社区老年人综合型助餐服务点	城桥镇西门北村6号
	2		花园弄居委老年人助餐服务点	城桥镇人民路31号
	3	陈家镇	裕弘居委老年人助餐服务点	陈家镇裕弘居
	4	东平镇	东平镇桂林新村社区老年人综合型助餐服务点	长江农场8街坊74丘

上海市老年大学名录

市级老年大学	
上海市老干部大学	上海老龄大学
地址：东安路8号青松城三楼	地址：延安西路300号静安大楼14-16层
电话：64436665 邮编：200032	电话：62487030 邮编：200040
上海老年大学	上海市退休职工大学
地址：南塘浜路117号	地址：北京西路1068号七楼
电话：63057241 邮编：200023	电话：62562530 邮编：200041
区(县)级老年大学	
杨浦区四平老年大学	静安区老龄大学
地址：鞍山三村57号	地址：乌鲁木齐北路459号星海楼四楼
电话：65034077 邮编：200092	电话：62499607 邮编：200040
虹口区老年大学	徐汇区老龄大学
地址：欧阳路502号2号楼203室	地址：湖南路301号
电话：56964704 邮编：200082	电话：64316056 邮编：200031
虹口区老年艺术学校	金山区老年大学
地址：曲阳路570号	地址：临源路620号
电话：65527461 邮编：200092	电话：5733368 邮编：201500
长宁区老年大学	松江区老年大学
地址：水城路689号	地址：松江镇竹竿汇149号
电话：62282758*306 邮编：200336	电话：57720761 邮编：201600
卢湾区老年大学	浦东新区老年大学
地址：皋兰路2号	地址：惠南镇梅花路19号
电话：53065968 邮编：200020	电话：58001722 邮编：201300
市民服务热线：12345	

以上信息仅供参考

居家养老审批流程图

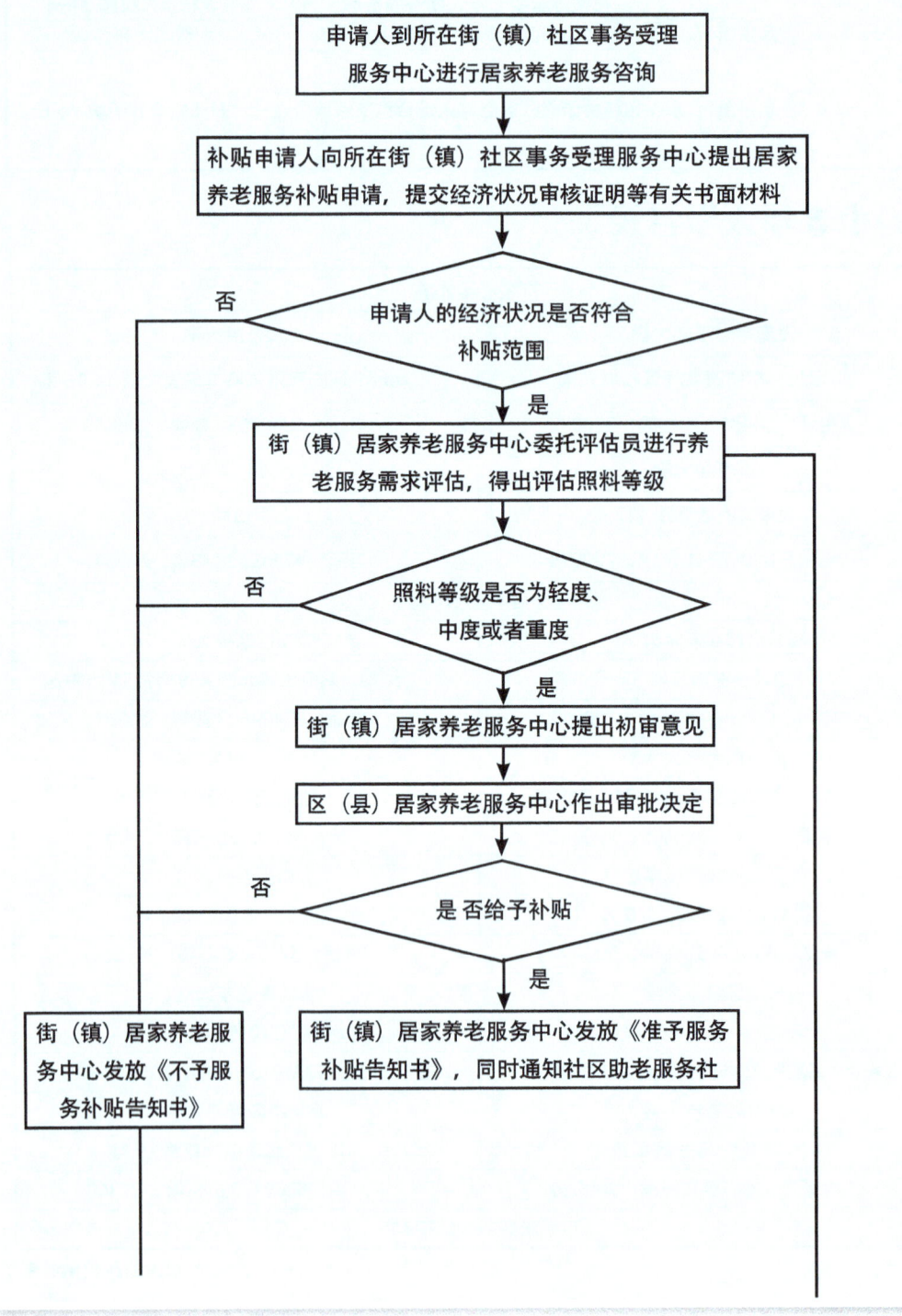

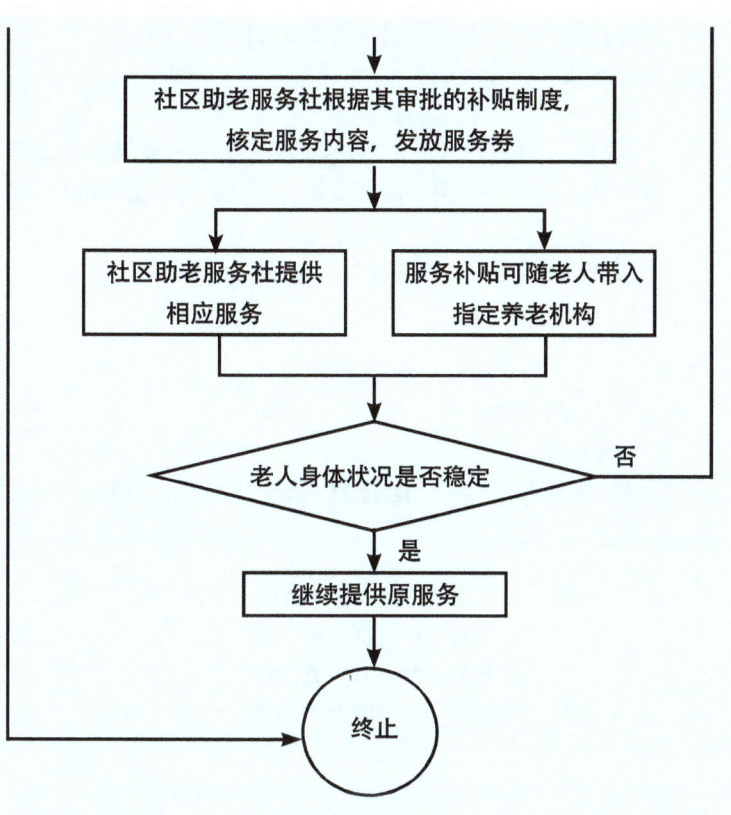

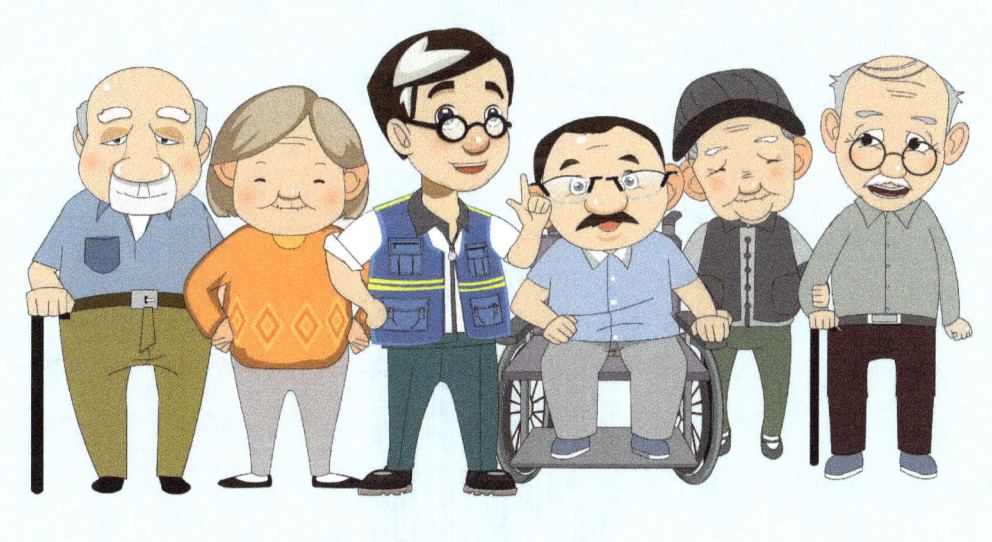

图书在版编目(CIP)数据

老年人的"万一". 为老服务篇 / 上海市老年教育普及教材编写委员会编. —上海：上海教育出版社,2015.7
ISBN 978-7-5444-6461-1

Ⅰ.①老… Ⅱ.①上… Ⅲ.①老年人—生活—通俗读物②老年人—社会服务—中国—通俗读物　Ⅳ.①Z228.3②D669.6-49

中国版本图书馆CIP数据核字(2015)第159069号

老年人的"万一"
——为老服务篇
上海市老年教育普及教材编写委员会　编

出　版	上海世纪出版股份有限公司 上　海　教　育　出　版　社 易文网 www.ewen.co
发　行	中国图书进出口上海公司

版　次　2015年9月第1版

书　号　ISBN 978-7-5444-6461-1/G·5311

www.ingramcontent.com/pod-product-compliance
Lightning Source LLC
LaVergne TN
LVHW081354060426
835510LV00013B/1824